AROMATERAPIA DE LA MEDICINA CHINA Y LOS ACEITES ESENCIALES MODERNOS

Zuo Yuanyuan, Fang Wenyu, Wang Jinjin

Traducción: Yan Yao

Consultores: Cristina Camacho Jiménez, Mercedes Peña Navarro

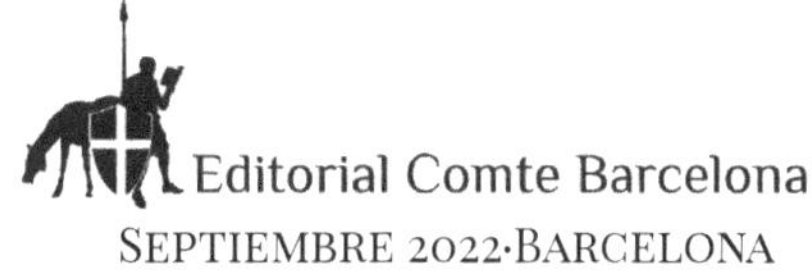

Editorial Comte Barcelona

SEPTIEMBRE 2022·BARCELONA

AROMATERAPIA DE LA MEDICINA CHINA Y LOS ACEITES ESENCIALES MODERNOS

Zuo Yuanyuan, Fang Wenyu, Wang Jinjin
Traducción: Yan Yao

Consultores: Cristina Camacho Jiménez, Mercedes Peña Navarro

© Yuanyuan Zuo,Fang Wenyu, Wang Jinjin, Yan Yao
© Editorial Comte Barcelona
   OPOSBOX SL
   C/Rodrigo Caro 73, 08914 Barcelona(España)
   https://comtebarcelona.com
Primera edición: Septiembre de 2022
ISBN: 978-84-123199-5-8 (Paperback)

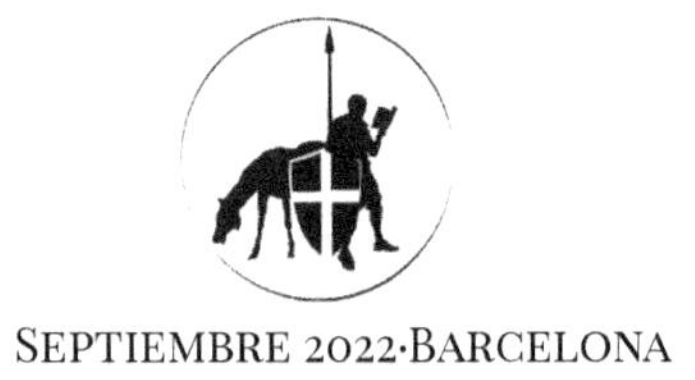

SEPTIEMBRE 2022·BARCELONA

本书出版得到以下课题资助：

教育部中外语言交流合作中心国际中文教育重点创新项目；

云南省首批省级新文科研究与改革实践项目。

Zuo Yuanyuan

Profesora de la Universidad de Medicina China de Yunnan. Se dedica principalmente a la prevención de enfermedad, la aromaterapia de medicina china, la enseñanza de medicina china y su cultura para alumnos extranjeros.

Fang Wenyu

Directora del Comité Especial de la Federación Mundial de Asociaciones de Medicina China sobre la Terapia con Aceites Esenciales, Examinadora de Fisioterapeutas, Instructora de aromaterapia.

Wang Jinjin

Profesora de la Universidad de Medicina China de Yunnan. Se dedica a la investigación clínica y la promoción de la aromaterapia de medicina china.

Yan Yao

profesora de la Universidad de Medicina China de Yunnan. Se dedica principalmente a la investigación de la traducción en la MTC, la comunicación internacional de la cultura de la MTC, la enseñanza del español y la enseñanza del chino.

Abreviaturas:

MC	Medicina China

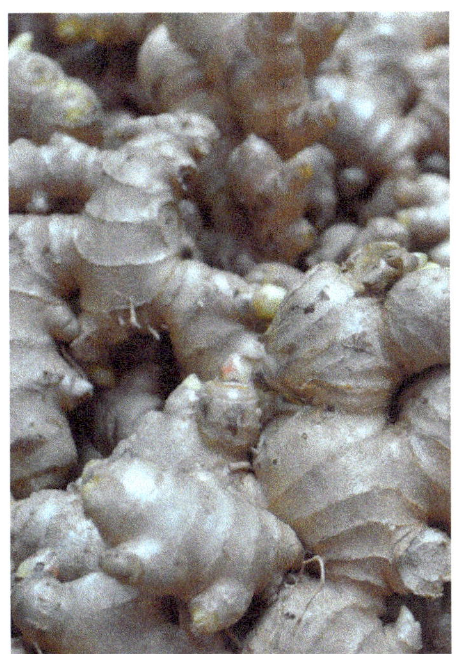

Jengibre

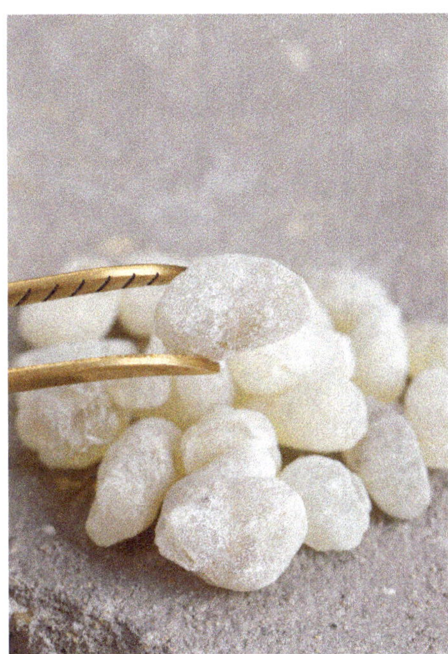

Incienso

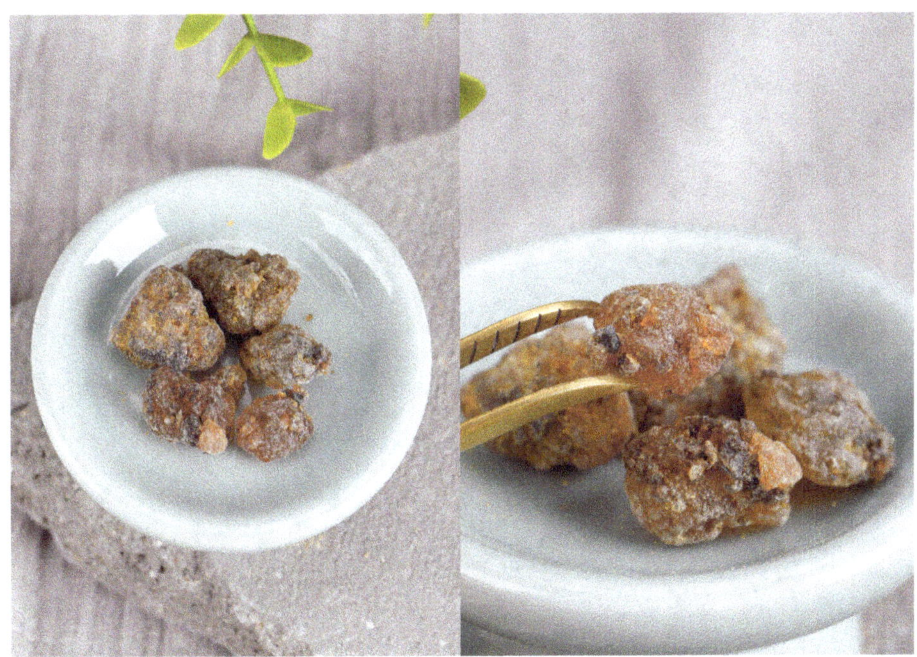

Mirra

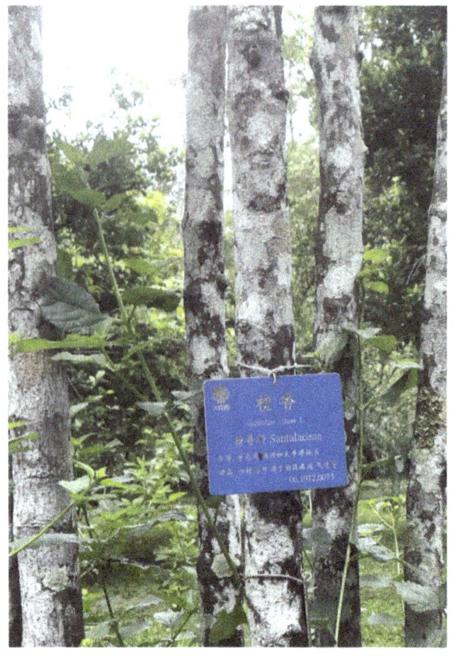

Sándalo

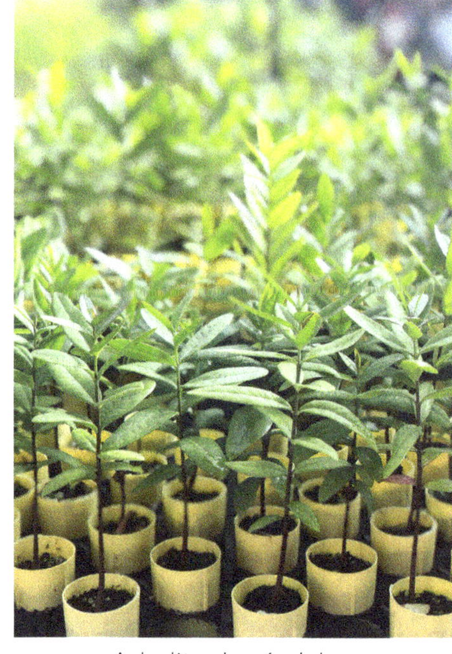

Arbolito de sándalo

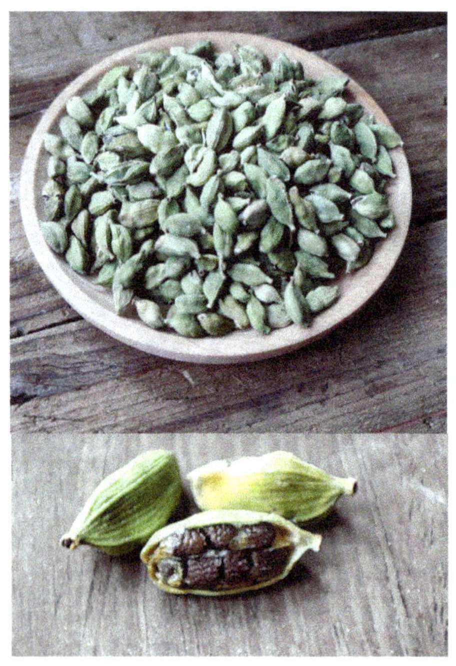

Cardamomo

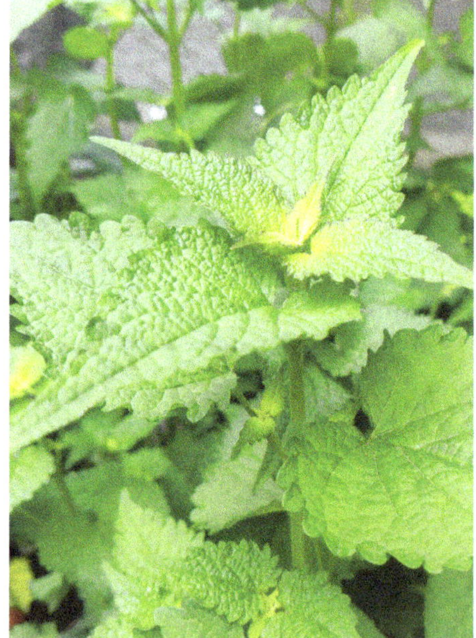

Pachulí

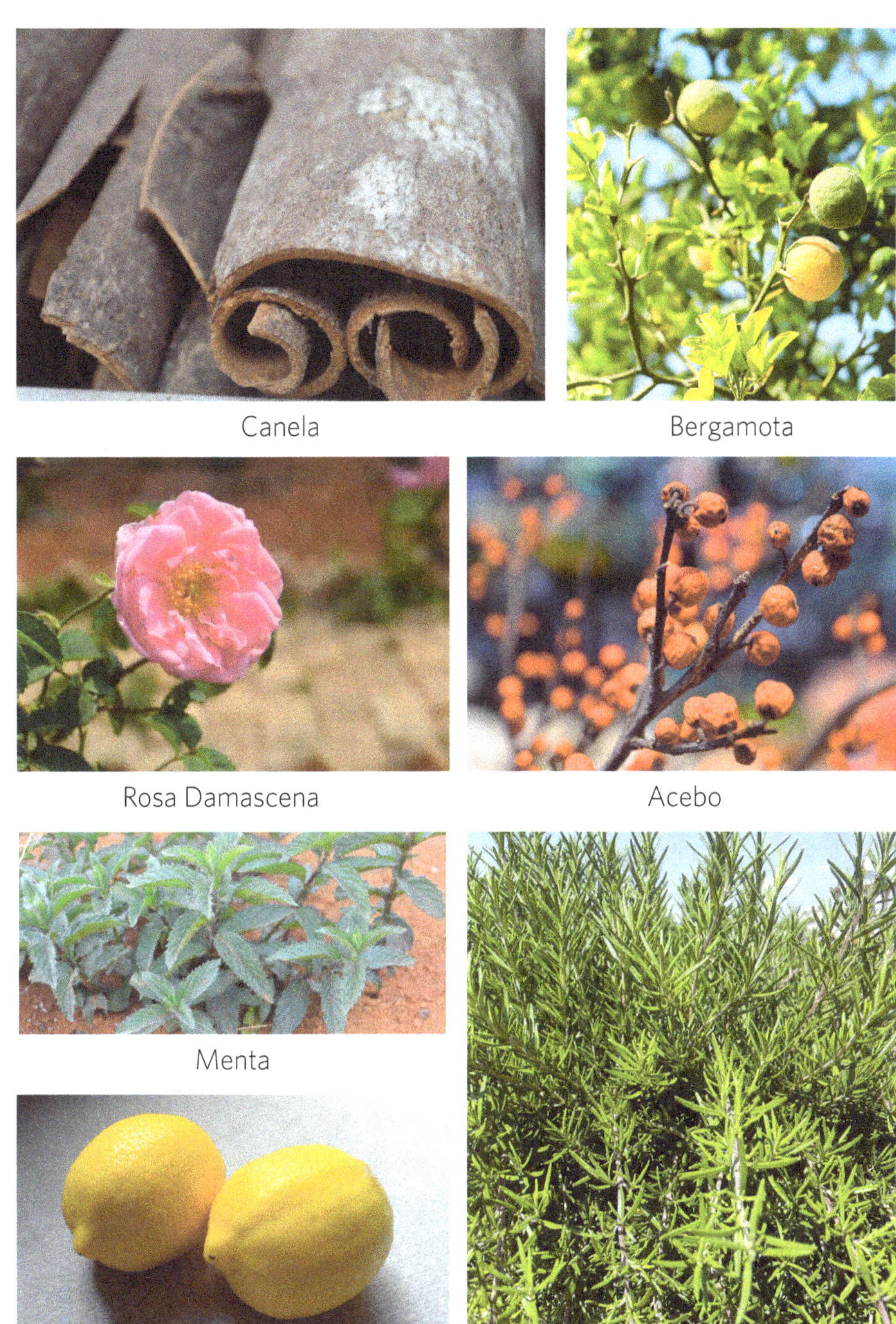

Canela
Bergamota
Rosa Damascena
Acebo
Menta
Limón
Rosemary

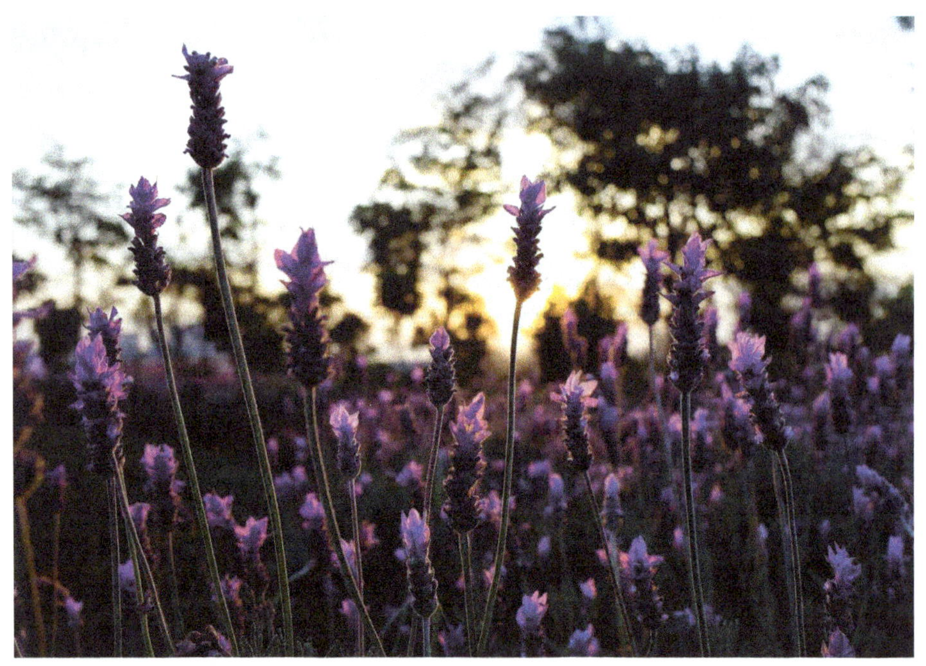

Lavanda

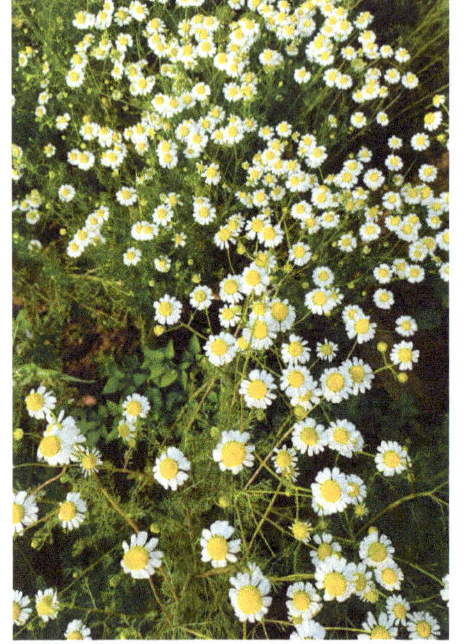

Manzanilla

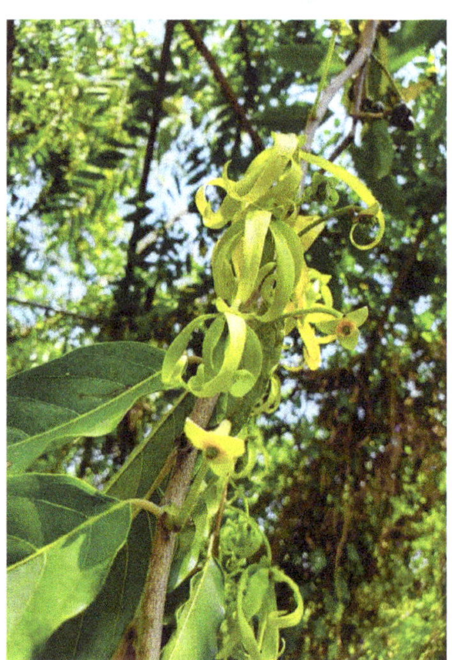

Ylang Ylang

ÍNDICE

Capítulo I Definición y contenido de la aromaterapia de la MC

Sección I Origen de la aromaterapia de la MC

La aromaterapia de la MC también se llama "terapia del incienso de la MC", se generó junto con la teoría de la MC y la terapia externa de la MC a principios de las dinastías Xia y Shang. En términos generales, la aromaterapia de la MC se basa en la teoría de la MC adoptando hierbas chinas para formular ciertas dosis y actuar en parte o en todo el cuerpo, aliviar el síndrome exterior, disipar la suciedad, resolver la depresión y la Humedad por su aroma, que se puede atribuir al El tratamiento externo de la MC que data de las dinastías Xia y Shang, se desarrolló en las dinastías Qin y Han y floreció en las dinastías Ming y Qing. Enfatiza todo el concepto de condición de salud personal, diferenciación de síndromes y personalización, que tiene efectos significativos en la prevención de enfermedades y la preservación de la salud mediante El tratamientos flexibles y diversos. Los antiguos chinos aprendieron a extraer la esencia de las plantas como medicina y para la dieta diaria, los árabes y la India comenzaron el comercio de especias casi al mismo tiempo que Confucio, experimentaron más de 600 años de comercio sangriento de especias, que no solo cambió la cultura de la dieta occidental, sino que también influyó en el desarrollo de la historia mundial hasta cierto punto. Los occidentales toman la carne como su alimento principal, si la carne del animal sacrificado no se come inmediatamente, se echará a perder. Si bien poner pimienta y canela en la carne no solo extenderá su durabilidad, sino que también ayudará a que posea un sabor especial y delicioso, y estimulará nuestro apetito en gran medida. El libro de cocina escrito por Epicius registró que los romanos a menudo aplican especias como la canela a las verduras, pescado, carne, vino y postres como condimento. También hubo algunas otras sales de especias especialmente elaboradas e informó que una de esas sales puede mejorar la digestión, que contenía sal, pimienta blanca y negra, tomillo, jengibre fresco, menta, comino, semillas de apio, perejil, orégano, azafrán y hoja de canela. Hubo un nuevo enfoque y creatividad en la cocina durante la Edad Media siendo esto que todos los platos requiriesen agregar especias con un fuerte color y lujuria.

La especia se consideraba extremadamente importante y valiosa en la antigua Grecia y Roma, la gente daba sabor a casi todos los platos, e incluso hay muchos registros sobre los usos cosméticos y médicos de las especias. Si bien, se derrocharon demasiado las especias, por ejemplo, se dice que Nerón quemó las existencias de todo un año de canela en el funeral de su esposa en Roma. En el Libro del Éxodo se registró, que, si desea obtener las mejores especias, lo que significa quinientos kilos de mirra líquida; la mitad de canela fragante, significa doscientos cincuenta kilos de cálamo y quinientos kilos de canela. El poema dice así: "que tu ropa esté llena de fragancia de mirra, corteza de agáloco y casia, y los instrumentos de cuerda en el Palacio de Marfil te alegren". El libro de Ezequiel menciona que Dan y el errante Javán de hierro labrado, mirra destilada, y caña aromática. En Apocalipsis, se agrega canela, especias, incienso, mirra, vino, aceite de oliva, harina y trigo selectos, ganado y ovejas, caballos y carros, esclavos y vidas humanas. De aroma dulce y ligeramente estimulante, la canela ha sido considerada como un símbolo de amor y sentimiento de desaparición desde la antigüedad, y también es el mejor homenaje a príncipes y nobles.

La aromaterapia de la MC tiene una historia muy larga. Después de la dinastía Han occidental, con la gran cantidad de medicinas aromáticas que entraron en China a través de la Ruta de la Seda, los médicos de todas las dinastías también comenzaron gradualmente a adoptar una gran cantidad de sustancias aromáticas extranjeras para tratar enfermedades. En la historia, el incienso se adoptó para tratar la tuberculosis y la lepra, el sándalo se aplicó en las ceremonias religiosas, tranquilizaba y acallaba el espíritu, los tibetanos tomaban enebro de aguja para prevenir la malaria y lo colocaban en los templos para perfumarlos y limpiarlos. Li Shizhen en la dinastía Ming ya descubrió que las rosas pueden combatir la depresión y la manzanilla tiene un efecto tranquilizante.

La aromaterapia en China se considera farmacoterapia aromática. En la antigua China, la gente adoptó hierbas aromáticas como artemisa, pachulí, costo verdadero, borneol y almizcle para hacer la dosis adecuada, así prevenir y tratar enfermedades, fortaleciendo el cuerpo aplicándolo en el cuerpo parcialmente o de la cabeza a los pies. La MC utiliza los componentes aromáticos de las plantas aromáticas naturales para prevenir enfermedades y regular el cuerpo humano mediante masajes, baños, aplicación externa y el olfato. A principios de la dinastía Shang, se representaba en el hueso del oráculo el humo, el vapor del palo de moxa y la elaboración de vino aromático, y la gente tenía la costumbre de usar bolsitas de perfume, en la dinastía Zhou, se registró en el *Clásico de las montañas y el mar* que las personas que usaban hierbas procesadas con fin de prevenir y curar enfermedades. Había 365 tipos de hierbas registradas en el *Clásico de Materia Médica del Agricultor Divino*, y muchas de ellas eran hierbas aromáticas. El famoso doctor Hua Tuo tomó almizcle y clavo para hacer pequeños y delicados saquitos que colgaban de la vivienda de los pacientes para tratar la tuberculosis, los vómitos y la diarrea. En la antigua China se usaban alrededor de 172 tipos de especias, 150 de ellas provenían de hierbas chinas o flores y plantas comunes, y la especia más valiosa llamada agáloco, sándalo, ámbar gris y almizcle.

Las materias medicinales de los países occidentales se han introducido continuamente en China desde la misión de Zhang Qian a los países occidentales y la apertura de la Ruta de la Seda en la dinastía Han. Las especias extranjeras como el sándalo, el agáloco y el estoraque se importaron a China mediante el comercio y la presentación de tributos en la dinastía Tang. Y en las dinastías Song y Yuan, el comercio de especias extranjeras se llevó a China debido al desarrollo de la tecnología marina. Hablando francamente, la famosa Ruta de la Seda también fue un camino para las especias, se establecieron autoridades de gestión especiales para una gestión eficaz del comercio de importación de especias en la dinastía Song. Durante ese período, los puertos de Yangzhou, Mingzhou, Quanzhou, Panyu tenían una gran cantidad de especias importadas y exportadas. El agáloco, sándalo e incienso producidos principalmente en las regiones de Oriente Medio y el sudeste de Asia se exportan a China continuamente por vía marítima, y surgieron barcos especiales para el transporte de especias. El nombre "Hong-Kong" se origina en especias, estaba gobernado por el condado de Dongguan en la provincia de Guangdong en la dinastía Ming. Dongguan produce el agáloco con fragancia distintiva, era el tributo famoso y favorito de la clase alta. Cada año se transportaban grandes cantidades de agáloco de Dongguan y luego se transportaban a Hong-Kong para su distribución a las provincias costeras.

Los médicos de las dinastías pasadas analizaron y aplicaron especias exóticas e incorporaron sus características, sabor y eficacia al sistema original de medicina herbal china, y los registros médicos de las dinastías pasadas también registraron muchas aplicaciones en especias exóticas.

La materia médica recientemente revisada en la dinastía Tang complementó muchas nuevas hierbas y medicinas exóticas, incluyendo estoraque, la férula asafétida, benjuí y dipterocarpo. La *Enciclopedia Imperial Taiping* de la Dinastía Song se recopiló en 3 volúmenes de especias que se centraban en la medicina aromática y en sus citas literarias. Y la prescripción de un dispensario pacífico y benévolo también registró muchas recetas de té aromático, sopa e incienso, casi todas las recetas contenían especias, como la famosa píldora Su He Xiang.

"Recetas para el alivio universal" de la dinastía Ming recopiló 97 recetas sobre la decocción de sopas con especias y describió la constitución, el procesamiento y el uso de las recetas. El *Compendio de Materia Médica* recopiló 35 maderas de incienso y 56 plantas aromáticas, así como aplicaciones externas de frotar, restregar, recubrir, dar palmaditas, soplar, enjuagar la boca y bañar. La *Colección de Libros Antiguos y Modernos* de la dinastía Qing contenía 4 volúmenes sobre aromáticos. El autor Wu Shiji en la dinastía Qing, discute en su libro Li Yue Pian Wen explicó sistemáticamente el mecanismo operativo, el El tratamiento basado en la diferenciación de síndromes, la selección de medicamentos, el uso, la dosis y las advertencias sobre aromaterapia, sostuvo que la función de los medicamentos aromáticos es llevar a los medicamentos a resolver el estancamiento y actuar directamente sobre la enfermedad, mejorar la circulación del Chi y la sangre, para que la enfermedad se recupere por sí sola. Aunque se utiliza principalmente emplastos para su terapia aromática, también se adoptaron otros usos externos como recubrir, presionar, frotar, humedecer, remojar, fregar, estornudar, soplar, respirar y sentarse, lo que amplió los usos externos de la terapia aromática. Los registros médicos de la Corte Qing registraron recetas olfativas para refrescar la mente, polvos medicinales para prevenir la peste, mejorar la vista y liberar el calor, cuentas aromáticas para prevenir la insolación, tranquilizar y repeler

el incienso inmundo. Hasta ahora, la terapia aromática tradicional ha establecido un sólido sistema teórico, que se integró con las especias occidentales y comprendió las aplicaciones con habilidad.

En los últimos años, con el rápido desarrollo de la aromaterapia de la MC y sus amplias aplicaciones clínicas, se han llevado a cabo numerosas investigaciones farmacológicas y terapéuticas, lo que impulsó rápidamente el crecimiento de la industria aromática. Como una de las categorías importantes de la medicina alternativa, la aromaterapia de la MC se está convirtiendo en un remedio eficaz para la prevención de enfermedades, la regulación del estado de ánimo, la mejora de la vitalidad y la rehabilitación.

Sección II Desarrollo actual de la aromaterapia de la MC

El siglo XXI es una era para buscar y mantener la salud. Con el desarrollo de la economía social y la mejora continua del concepto de salud, las personas están otorgando una gran importancia y demanda a la salud personal. Las personas no solo requieren que el cuerpo esté libre de enfermedades, sino que también exige la combinación perfecta de cuerpo, mente, sociedad y medio ambiente, que es la unidad del hombre y la naturaleza que defiende la MC. La aromaterapia de la MC es un recurso de servicio de salud único y ecológico de la MC, que es una ciencia médica que la nación china ha formado y desarrollado gradualmente en la práctica de la vida y la lucha contra las enfermedades durante miles de años, su práctica efectiva y su rico conocimiento teórico contienen profundas connotaciones científicas y pensamiento filosófico. Con el cambio del concepto de salud de las personas y la transformación del modelo médico, la demanda de aromaterapia de MC en la prevención diaria de enfermedades, el mantenimiento del cuerpo y el El tratamiento clínico de enfermedades es cada vez más vigoroso, y su aplicación aumenta gradualmente con un valor económico y un potencial de crecimiento extremadamente altos.

Sección III Bases teóricas de la aromaterapia de la MC

A diferencia de la aromaterapia occidental, la aromaterapia de la MC sigue las teorías de la MC y su formulación y manipulación son diversas. La medicina aromática china se centra en regular el Yin, el Yang, la naturaleza y el sabor, sigue las reglas de prescripción de la MC para evitar efectos secundarios y tener un fuerte efecto sinérgico. La MC clasifica la medicina aromática de forma sistemática, concluye la relación correspondiente entre las diferentes partes de la medicina aromática y los órganos y meridianos, así como el Yin Yang y los cinco elementos, teoría de ascenso y descenso.

El concepto de aromaterapia en la MC es diferente al de la aromaterapia en Occidente. En la MC, la aromaterapia se refiere a la adopción de hierbas aromáticas que alivian el síndrome exterior, repelen la suciedad, eliminan la depresión y disipan los efectos de la Humedad para formular recetas apropiadas, aplicándose al cuerpo de forma total o parcialmente para la prevención de enfermedades y la preservación de la salud. Por lo tanto, su teoría básica es holística, diferenciación y El tratamiento de síndromes, Yin Yang y los cinco elementos, manifestación visceral, espíritu de Chi y sangre, etiología y patogénesis, regulación de la salud y prevención de enfermedades.

Las hierbas chinas utilizadas en la aromaterapia de la MC son todas plantas naturales, la esencia de las hierbas se absorbe en la glándula pituitaria a través de la piel y el sistema respiratorio a través del olfato, el gusto, el tacto, la visión y la audición. Esto se utiliza para ajustar el sistema endocrino y regular el cuerpo tanto físicamente como mentalmente, y eliminar la depresión, la ansiedad, el aburrimiento, la ira y el cansancio, logrando la relajación del cuerpo y la mente, que encarna el holismo y la unidad de la naturaleza y el hombre.

Además, la aromaterapia de la MC concede gran importancia a la diferenciación individual y del síndrome, el El tratamiento de acuerdo con tres categorías de factores etiológicos, desde la prescripción de una sola hierba aromática o un solo aceite esencial, se siguen estrictamente ciertos principios. Mientras tanto, para mejorar la eficacia clínica, es necesario comprender la naturaleza, el sabor, el Sheng Jiang Chen Fu de cada hierba aromática y aceite esencial y la prescripción selectiva de hierbas aromáticas o la modulación de aceites esenciales en la aplicación clínica.

A continuación, veamos cómo la aromaterapia de la MC previene y cura enfermedades. Como sabemos, hay una frase muy importante en Huangdi Neijing que mantiene la energía vital adentro y el mal no puede ser perturbado, que es también una de las pautas teóricas para nuestra atención médica diaria. Es decir, mientras cuidemos bien nuestra vitalidad, podremos resistir la invasión de factores patógenos y mantener el propósito de la salud física y mental. Por lo tanto, la aromaterapia de la MC también obedece a este principio de circulación, regulación y nutrición mediante la circulación del Chi de las hierbas aromáticas, la reanimación, la resolución de la Humedad y la repelencia de la suciedad para dragar los canales, mantener la vitalidad, regular los cinco órganos, equilibrar el corazón y el cuerpo.

La aplicación de la aromaterapia de la MC cubre un campo muy amplio y adopta varios tipos de plantas aromáticas, pero no se limita al aceite esencial. Está guiado por las teorías tradicionales de la MC: quema de incienso, masaje con ungüentos, uso de incienso, ropa humeante, calentamiento de edredones, almohadas de hierbas, uso de bolsas de perfume, apreciación del té, quema de velas, inhalación de tabaco, baño, aplicación de compresas calientes, recolección de libros, sacrificios, dietas tónicas y cosméticos, que se aplican a la vida diaria para prevenir y recuperar enfermedades ampliamente y para fortalecer la resistencia del cuerpo para eliminar factores patógenos, dragar los canales, equilibrar el Yin y el Yang, levantar el espíritu y nutrir el alma.

1. Principales efectos de las hierbas aromáticas.

1.1 Disipar la suciedad con aroma.

La "anotación del *Clásico de Materia Médica del Agricultor Divino*" mencionó que el aroma de las plantas es vital y positivo, puede promover el Yang Chi y alejar a los espíritus malignos. La MC sostiene que el aroma de las plantas pertenece a Yang, que puede eliminar la suciedad y otros espíritus malignos de nuestro cuerpo y es el principal efecto de las hierbas aromáticas, antibióticas, antivíricas y mejora la inmunidad. Adoptar la aromaterapia para prevenir enfermedades y recuperarse es utilizar la esencia de las hierbas aromáticas para fortalecer el Chi saludable en el cuerpo humano, a fin de eliminar los espíritus malignos.

1.2 Regulación del estado de ánimo y el espíritu.

Nanjing dice que la turbidez disminuye y la claridad aumenta, por lo que la boca conoce cinco sabores y la nariz conoce cinco olores, lo que indica la estrecha relación entre el corazón y la nariz. La aromaterapia es para iluminar y refrescar la mente, así como tranquilizar y aquietar el espíritu mediante la regulación de la mente basada en la teoría de la mente que gobierna el corazón. Según la investigación, el aroma puede estimular la secreción de adrenalina y consolidar el sistema nervioso central, por ejemplo, el incienso de jazmín puede mejorar la vitalidad humana, el aroma de almizcle y sándalo puede cambiar las ondas cerebrales para calmar la mente.

1.3 Mejora de la función de los órganos.

La hierba aromática del *Compendio de Materia Médica* afirma que el bazo y el Estómago son fuentes de aroma de plantas y que el aroma también puede ser bueno para el olfato. En *Zun Sheng Ba Jian* se considera que la quema de incienso puede generar aire fresco, lo que significa que el aroma puede despertar el bazo y promover el apetito, elevar la claridad y descender lo turbio, y regular la función del bazo y el Estómago. Además, las hierbas aromáticas se corresponden con los órganos humanos en forma de Yin Yang y cinco elementos, también pueden regular y mejorar otros órganos, y pueden activar o regular el equilibrio de los órganos con un propósito específico en la regulación de los órganos.

1.4 Promoción de la circulación de Chi y sangre.

Casi todas las hierbas aromáticas tienen una propiedad volátil y una difusión rápida después de penetrar en el cuerpo. Como se menciona en el *Trabajo completo de Zhang Jingyue* la fragancia puede promover la circulación de Chi y sangre, por lo tanto, la aromaterapia de la MC tiene la función de limpiar los canales y mejorar la circulación de Chi y sangre. Las investigaciones farmacológicas modernas muestran que el aceite esencial de hierbas aromáticas contiene una alta permeabilidad y desintoxicación, lo que puede eliminar los obstáculos en los canales rápidamente. Y la orientación meridional y el drenaje de las hierbas aromáticas pueden tener como objetivo completar el drenaje de las partes bloqueadas.

Además de seleccionar hierbas aromáticas para la prevención y recuperación de enfermedades de acuerdo con la correspondencia de los cinco elementos y cinco órganos, también podemos elegir diferentes hierbas aromáticas para la recuperación y prevención de enfermedades en diferentes estaciones combinando la teoría de la MC de cronometraje y las propiedades únicas de Yin y Yang de las materias medicinales aromáticas, a fin de prevenir los seis males.

Con base en el El tratamiento de acuerdo con las tres categorías de factores etiológicos, se deben tener en cuenta las diferentes regiones, el clima y la diferenciación individual para adoptar las hierbas aromáticas adecuadas durante la aromaterapia. Por ejemplo, es fácil resfriarse en el Frío invierno en el norte de China, la perilla y el asari con un sabor picante y una naturaleza cálida deben agregarse a la aromaterapia. Mientras en un verano caluroso y sofocante en el sur de China, donde las personas pueden contraer fácilmente el síndrome de calor húmedo de la enfermedad febril estacional, la madreselva y la menta con sabor picante y naturaleza cálida, el pachulí y el cardamomo pueden resolver la Humedad, deben adoptarse en la aromaterapia.

2. ¿Cómo actúa la aromaterapia de la MC en el cuerpo humano? Existen cinco enfoques principales:

El primer método consiste en inhalar y oler el aroma por la nariz y el cerebro. Actualmente, existen dos medios aprobados para la transferencia del aroma de la nariz al cerebro, incluidos los pasajes directos e indirectos, el aroma de las hierbas aromáticas existen principalmente en forma de aceite esencial y sus principales componentes químicos son varios derivados que contienen oxígeno o aceites volátiles con fuerte capacidad de difusión, pasa a través de la capa mucosa por las células olfativas hasta el parénquima cerebral desde una de las entradas en el cerebro, y luego se distribuye a otros tejidos del sistema nervioso central. Entra en el cerebro desde los receptores olfatorios del bulbo olfatorio y los cilios dentro de la cavidad nasal, estimula al cerebro para que libere hormonas ya que los diferentes aceites esenciales pueden liberar diferentes hormonas. Los propios aceites esenciales se componen de una gran cantidad de sustancias químicas que se pueden administrar a las células de todas las partes del cuerpo para lograr efectos terapéuticos.

El cerebro humano solo representa el 2% del cuerpo, sin embargo, consume el 15% de la sangre corporal. Por lo tanto, no importa en qué parte del cuerpo el aceite esencial penetre a la sangre, finalmente puede llegar al cerebro. Cuando el aceite esencial llega a nuestro cuerpo, las sustancias con electricidad en el aceite pueden generar energía y actuar con el cuerpo. Los aceites esenciales están cargados eléctricamente, algunas de sus moléculas aromáticas están cargadas negativamente, mientras que otras están cargadas positivamente. Las sustancias con electricidad generarán energía para interactuar con el cuerpo de manera coordinada sin interferencia cuando los aceites esenciales penetran al cuerpo a través de varios canales. Aunque no se puede explicar cómo van las reacciones con la ciencia actual, se sabe que hay un 65 por ciento de agua en el cuerpo humano y un 90 por ciento en el cerebro. El agua puede servir como conductor entre las células, que es un excelente conductor de electricidad, por lo que los materiales cargados pueden reaccionar de manera eficiente. Como se mencionó anteriormente, los aceites esenciales darán su juego completo cuando se recolecten y adopten con la activación. Como método de olor tenemos la bolsa de incienso de uso, el método de almohada de incienso y el método de bolsillo de incienso

El segundo es la absorción transdérmica. Al aplicar el aceite esencial sobre la piel directamente, penetrará en el líquido del tejido intercelular, luego se transmitirá a los vasos sanguíneos y vasos linfáticos, y el aceite esencial será transportado a cada parte del cuerpo por los vasos sanguíneos y linfáticos. Por otro lado, el aceite esencial también se puede esparcir por todo el cuerpo mediante el fluido del tejido intercelular para generar efectos curativos. Según numerosos experimentos científicos, siempre que el aceite esencial se aplique en la piel, se puede analizar la sangre que contendrá los ingredientes del aceite esencial unos minutos más tarde.

Actualmente, la mayoría de los absorbentes transdérmicos de la MC que se han desarrollado y puesto en práctica son medicinas aromáticas. Además de la volatilidad, el aceite esencial natural también tiene una alta solubilidad en grasas, que se puede transmitir a la sangre rápidamente a través de la piel para que actúe en el sistema circulatorio. Además, estas sustancias volátiles también tienen permeabilidad, lo que promueve la permeabilidad de las células de la piel, mejora la microcirculación y la hemodinámica del cuerpo, aumenta la utilización percutánea de medicamentos y hace que los componentes efectivos de los medicamentos se absorban más fácilmente por la circulación sanguínea a través de la piel. Como el método de aplicación de incienso, el método de baño de incienso, el método de hierro con incienso y el método de pegar.

El tercero es llegar a la sangre mediante respiración vesicular. Cuando el aceite esencial pasa por las vías respiratorias, actuará sobre el cuerpo a través de cuatro órganos o tejidos.

El aceite esencial viaja a través de la sangre a todas las partes del cuerpo a través de la microvasculatura de la cavidad nasal, mientras viaja a través de los vasos sanguíneos por la piel.

El aceite esencial penetra en el cuerpo a través de las membranas mucosas de la cavidad nasal y la cavidad oral, y luego es absorbido por el cuerpo. Las membranas mucosas del cuerpo humano tienen un buen efecto de absorción con reacción ácida, por lo que pueden absorber sustancias de manera más eficiente.

Después de pasar del tracto respiratorio a los pulmones, el aceite esencial fluye a todo el cuerpo desde los vasos sanguíneos por transporte de aire alveolar. El alvéolo pulmonar puede transportar oxígeno a la sangre, por lo tanto, el aceite esencial se integrará con la sangre después de penetrar en el pulmón y luego fluirá a cada célula y órgano.

A diferencia de los medicamentos, es posible que el aceite esencial no se almacene en el cuerpo por mucho tiempo y se eliminará mediante la respiración, el sudor, la orina, la piel y las heces en un plazo de cuatro a cinco horas, lo que significa que cuanto más fácil entre en el cuerpo, más fácil es eliminarlo al absorber, y más fácil es metabolizarlo, mientras que la medicina puede depositarse en el cuerpo humano durante años o décadas y causar una gran carga a los órganos internos, que es una de las razones de las enfermedades en los tiempos modernos.

Además, los terpenoides, fenoles, alcoholes y otros compuestos aromáticos en los aceites esenciales tienen una fuerte actividad antibacteriana y un efecto de microorganismos resistentes a enfermedades, que pueden mitigar o responder a la resistencia a los antibióticos en microorganismos patógenos al cambiar la permeabilidad de la membrana externa bacteriana, inhibiendo las bombas de flujo bacteriano y formación de biofilm bacteriano, efecto QS antibacteriano y división celular bacteriana, obtendrá un mejor efecto a través de diferentes combinaciones y rotaciones de aceites esenciales. El Departamento de Medicina Respiratoria, el Primer Hospital Afiliado de la Universidad de Suzhou, publicó una tesis (PMCID: PMC2994788) en el Centro Nacional de Información Biotecnológica que indica que los aceites esenciales protectores probados por CPTG pueden reducir la infección por el virus de la influenza. Hoy en día, la resistencia a los antibióticos se ha convertido en un fenómeno cada vez más grave en la medicina contemporánea. Con el desarrollo y la mejora de la investigación relevante sobre los aceites esenciales, esperamos que algún día los aceites esenciales puedan reemplazar a los antibióticos.

El medicamento penetra en la circulación sanguínea a partir de la absorción del medicamento desde la zona respiratoria nasal. Debido a los ricos capilares en los alvéolos, los alvéolos humanos se convierten en un lugar muy eficaz y bueno para la absorción de medicamentos y entrarán en la circulación sanguínea directamente después de la absorción de los alvéolos.

La medicina aromática penetra en el cuerpo humano, de esta manera puede acortar la mitad de la descomposición de la absorción de la medicina y mejorar la biodisponibilidad. Las aromaterapias habituales incluyen el tabaco, fumigación, incienso y atomización.

En cuarto lugar, tenemos la penetración en el cuerpo humano a través de puntos de acupuntura. Se hace al aplicar medicina a los orificios del cuerpo y hacer funcionar algunos órganos internos, y luego actuar en todo el cuerpo a través de la conexión entre las vísceras, lo que puede promover la excitabilidad de las células nerviosas humanas de manera efectiva, mejorar la fisiología y el cambio psicológico del cuerpo humano, equilibrar el Chi y la sangre, para mejorar la reacción fisiológica buena y rápida. Las formas de dosificación sólidas se adoptan como terapia de cavidad. El supositorio penetra a la circulación sanguínea por absorción cavitaria. La terapia común incluye terapia de ombligo, terapia de aplicación aromática y masaje de aromaterapia.

El quinto es tomar medicamentos aromáticos por vía oral. Para reducir la pérdida de la medicina aromática y el olor, reducir las reacciones gastrointestinales, la medicina aromática se puede transformar en cápsulas, diuréticos y pastillas para tomar por vía oral.

Las técnicas más comunes de la aromaterapia de la MC se pueden dividir en técnicas tradicionales y modernas, técnicas tradicionales de aromaterapia que incluyen el uso de incienso, la aplicación de la medicina del incienso a los puntos de acupuntura en la cabeza, la terapia con almohadas de incienso, la aplicación de la medicina del incienso en la aromaterapia de paredes de barro, la terapia con bolsas de incienso, la aromaterapia, baño de incienso, terapia de aplicación aromática, medicina de incienso, terapia de planchado y eléboro (tabaco).

Las técnicas modernas de aromaterapia que incluyen fumar incienso, masajes, bañarse, fumar y cocer al vapor, esparcir incienso, aplicar incienso, secar, planchar, hacer gárgaras, rociar, moxibustión, enema, terapia de cera y atomización. En el proceso de la aromaterapia moderna, el aceite esencial originado en Occidente ha sido ampliamente adoptado en el El tratamiento de la MC y en la prevención y recuperación diaria de enfermedades debido a su naturalidad, eficacia y comodidad.

Sección IV Formulaciones habituales en aromaterapia de la MC.

La formulación de embrocación se refiere al líquido farmacéutico clarificado o suspendido para uso externo elaborado a partir de extractos de hierbas, polvo de hierbas o medicamentos volátiles que se integran con alcohol, aceite o un disolvente adecuado. Tales como el bálsamo esencial, el aceite de cártamo, el aceite de flor blanca.

El aceite medicinal, también llamado dosificación de aceite, se elabora a partir de aceite vegetal mezclado con la cantidad adecuada de polvo medicinal, o se aplica aceite vegetal sobre la piel dañada directamente sin polvo medicinal. El aceite medicinal es suave y permeable no irrita, es bueno para aliviar la humectación y la picazón del eccema agudo y la dermatitis. La mezcla del polvo medicinal con aceite puede convertirlo en una pasta para limpiar y humedecer la piel. La herida absorbe más fácilmente el componente aceitoso del medicamento. En comparación con la formulación de masilla, el aceite medicinal puede formar una película de aceite equilibrada en la herida, reducir el espacio de la herida y aumentar la tasa de intercambio del material de la herida para aliviar el dolor.

El agua y destilado aromático, las piezas de decocción con

componente de aceite volátil elaborado por destilación al vapor se denominan "destilado aromático" o "agua medicada", como el destilado de madreselva y el hidrosol de rosas.

La emulsión, se refiere a la emulsión de dos líquidos diferentes no en solución para hacer una formulación líquida para tomar por vía oral o inyectable.

El aerosol, extracto de envoltura o polvo con proyectil apropiado en un recipiente a presión encapsulado con un sistema de válvula especial, durante la aplicación, será expulsado por medio de la presión del proyectil en forma de vapor, vesicular u otras.

Formulación de bolsa de incienso, colocando hierbas con componente volátil en una bolsa de tela (o seda) y pegándola en la parte herida, para que los ingredientes efectivos puedan penetrar en la piel, las mucosas y los puntos de acupuntura relevantes.

La pastilla de agua hecha de la integración de polvo medicinal con agua, vinagre, alcohol y decocción de materias medicinales.

El goteo de la píldora, fusión y mezcla de la materia medicinal de la materia prima con el material apropiado caliente, luego se coloca en un medio de enfriamiento sin solución y sin interacción para formar una píldora en forma de bola, que puede mejorar la disolución de la materia medicinal indisoluble.

La cápsula, colocando el fármaco o material suplementario en una cubierta de cápsula dura hueca o sellando una cápsula elástica blanda para crear formas de dosificación sólidas, que pueden reducir la pérdida y el sabor del fármaco aromático y reducir las reacciones gastrointestinales.

Pasta de crema, una pasta elaborada a partir de materias primas farmacéuticas y sustratos adecuados que se extiende y pega sobre la piel para actuar en algunas partes o en todo el cuerpo. Pasta de crema que incluye pasta de gelatina y pasta de goma.

Parche, un parche en rodajas hecho de medicamentos y material de alto peso molecular adecuado al medicamento se absorbe por la piel a través de los capilares sanguíneos a una cierta velocidad, también llamado sistema de administración transdérmica de medicamentos. El parche de escopolamina fue el primer producto TDDS en el mundo y entró en el mercado estadounidense en 1979, luego despertó una gran atención entre la industria del camino.

El supositorio es una formulación sólida preparada a partir de la materia prima del fármaco y el sustrato apropiado para la administración del fármaco a través de la cavidad. Es una de las formulaciones tradicionales en China.

Además, con el desarrollo de la ciencia y la tecnología, se han inventado cada vez más métodos sobre cómo preservar y utilizar los ingredientes efectivos de las plantas aromáticas, lo que promueve la producción de nuevas formas de formulación de aromáticos en MC. Por ejemplo, la tecnología de microcápsulas, el fármaco sólido o líquido es encapsulado por el material de la película de polímero para hacer que el almacén de microcápsulas de micras a cientos de micras se aísla de la influencia del agua, el oxígeno y otros factores externos: realizar liberación sostenida, liberación controlada, liberación a largo plazo o dirigida, evitando la destrucción de materias medicinales en el Estómago o reduciendo la estimulación de materias medicinales en el Estómago.

La tecnología de inclusión, una técnica en la que una sola molécula grande o agregado de múltiples moléculas con una estructura de cavitación contiene moléculas pequeñas a través de la interacción para formar clatratos, también conocida como técnica de cápsula molecular. Las moléculas envueltas externas se denominan moléculas principales, y las que entran en la estructura de la cavidad de la molécula principal se denominan moléculas huésped y generalmente son aceites o componentes volátiles, medicamentos insolubles, medicamentos con mal sabor u olor.

La nanotecnología, disolver o envolver medicamentos en polímero de alto peso molecular para formar una cápsula del tamaño de una partícula de menos de 100 nm, que puede mejorar la solubilidad y estabilidad en agua, reducir su volatilidad y expandir la limitación de aceite volátil en la clínica.

Sección V Cultura de la terapia del incienso de la MC.

La aromaterapia, es un El tratamiento externo de la MC. Genera algunas funciones y usos nuevos además de la prevención, el El tratamiento y la recuperación de la salud de enfermedades o incluso formula una tradición cultural integrándose con los hábitos sencillos de la vida cotidiana, la preferencia estética y las artes del pueblo chino en el largo proceso de evolución histórica, que juega el papel de remover la suciedad. para limpiar, moderar la emoción, calmar la mente y el cuerpo, heredar la cultura y moldear el temperamento.

La cultura de la aromaterapia se refleja principalmente en las costumbres populares, la religión y la cultura.

1. Aromaterapia y costumbres populares.

La diferencia entre la cultura china del incienso y la aromaterapia tradicional china radica en que la cultura china del incienso presta más atención a la investigación y exhibición de materiales de incienso, fragancias, tecnología de producción, que incluye la cultura tradicional china, la psicología y el incienso. Las costumbres populares sociales se combinaron con la cultura del incienso temprano en la sociedad antigua y formularon la costumbre de adoptar plantas aromáticas y materias medicinales para prevenir y curar enfermedades, ahuyentar el mal y evitar las impurezas y limpiar el medio ambiente en ciertos festivales y escenarios.

Desde la antigüedad, a los padres chinos les gusta usar bolsitas de perfume para sus hijos, y las bolsitas de perfume se han convertido en la terapia popular de incienso más común. La mayoría de las personas usaban bolsitas, también conocidas como bolsas aromáticas que, en la antigüedad, se ataban por encima del cinturón o se colgaban frente a la cama. Hay una larga historia de uso de bolsitas en China, ya en el Período Pre-Qin, las mujeres usaban adornos hechos de cinco hilos en la cabeza y reemplazados por bolsas de esencias en las dinastías del sur y del norte, las bolas fragantes se formaron en la dinastía Tang. Qu Yuan y Song Yu fueron dos famosos poetas románticos en la época de los Estados Combatientes de China, en *Li Sao*, una de las obras sobre el cuidado del destino de la nación de Qu Yuan mencionó que atar bolsas de fragancias en la tela con una pizca fragante flexible como una cinta. Después de muchos años de desarrollo, en la sociedad feudal tardía, el uso de bolsas aromáticas se ha desarrollado gradualmente como un símbolo de identidad, un representante del temperamento y una forma de transmitir el amor. Normalmente, las hierbas aromáticas en la bolsa de olor tienen el efecto de refrescar la mente, eliminar la Humedad y fortalecer los huesos, matar insectos y esterilizar y fortalecer el cuerpo. Las personas adoptan diferentes prescripciones de medicamentos fragantes en diferentes estaciones y ocasiones, lo que refleja las características del El tratamiento basado en la diferenciación del síndrome y el condicionamiento de tres factores de la MC. Por ejemplo, el quinto mes lunar se conoce comúnmente como mes del veneno y el quinto día del quinto mes lunar también se llama Festival Zhongtian, existía la costumbre de hacer todo tipo de objetos protectores para evitar los espíritus malignos. También, otra forma es cortar ajenjo en forma de tigre para deshacerse de las cosas venenosas. Además, atar cinco líneas de color al brazo de los niños para el deseo de una larga vida, lo llamó largas vueltas de vida. Lentamente, esas dos costumbres se mezclaron como una sola y evolucionaron hasta convertirse en una pequeña bolsa de tela llena de artemisa, rejalgar y polvo de sándalo mezclado con especias que se cuelga de los niños para prevenir la infestación de insectos venenosos, ahuyentar el mal y convertirse en un símbolo de lo auspicioso. Los niños que usan bolsas de olor no solo tienen el efecto de alejar el mal y conducir la pestilencia en el Festival del Bote del Dragón, sino también como un adorno. Hay cinabrio, rejalgar e incienso en la bolsa y envuelto con seda e hilo de seda de cinco colores en diferentes formas. La bolsita también se puede atar con seda de cinco colores: verde, blanco, rojo, negro, amarillo, cumpliendo con la teoría de los cinco elementos, que representan respectivamente oro, madera, agua, fuego y tierra.

Además de la prevención de epidemias y la desinsectación, las especias también se utilizan para la fumigación y deshumidificación de telas en la temporada de lluvias. Existe una teoría de seis males en la MC, la Humedad en la temporada de lluvias es uno de los seis males, que causa una variedad de enfermedades. Por lo tanto, ha habido una larga tradición de fumigar telas con incienso en la historia de China, la gente adoptó varios tipos de hierbas y flores fragantes para fumigar la ropa, que pueden prevenir el moho y deshumidificar, y retener la fragancia y levantar el espíritu. *Sun Simiao*, farmacéutico de la dinastía Tang, registró recetas de fumigación en *Recetas Esenciales Valoradas en Mil Piezas de Oro* que combinan 50 gramos de agáloco y crotón crassifolius, 10 gramos de clavo, pachulí y clavo, 5 gramos de almizcle con miel. El *Libro de incienso* de Chen Jing en la dinastía Song recopiló detalladamente las prescripciones y usos de la fumigación de incienso, los métodos de fumigación son más científicos y populares después de las dinastías Tang y Song.

2. Aromaterapia y literatura.

En el sistema teórico de preservación de la salud de la MC, la regulación espiritual es una parte muy importante, y la protección interna espiritual es fundamental para la prevención y el El tratamiento de enfermedades, que puede proteger y mejorar la salud física y mental de las personas mediante el ajuste temperamental y emocional. Hay una connotación de que algunas personas van a Boshan mientras su incienso aún permanece en la filosofía, la cultura y el arte chinos, lo que significa que el incienso juega un papel relativamente importante en él. Se puede decir que existe un vínculo indisoluble entre los literatos y el incienso, y también existe una estrecha y sutil relación entre la cultura china y el incienso.

Después de las dinastías Wei y Jin, los literatos comenzaron a tener incienso acompañándolos en su vida, y la relación entre los literatos y el incienso alcanzó su punto máximo. Tomar incienso como un amigo al leer o estar solo. La tela necesita incienso fumigado y la colcha necesita incienso caliente. La solemnidad de la corte se acentúa con incienso y la elegancia del pabellón está decorada con incienso. Quemar una mecha de incienso puede calmar la mente y guiar la rima al tocar el piano y los acordes. También existen numerosos registros del cultivo del incienso en la literatura china antigua, lo que indica la idea de la terapia del incienso para prevenir y recuperar enfermedades. Había diferentes niveles de incienso; desde el emperador hasta la gente común. En las dinastías Tang y Song, la vida estaba llena de incienso, la gente quemaba incienso para agregar elegancia y frescura. Ofrecer sacrificios, hacer peregrinaciones, componer poemas, tocar el piano necesitan quemar incienso. Y el incienso debe quemarse cuando se entretiene a invitados y amigos, sentado y pensando en silencio para aumentar la diversión y la concentración. Así, la apreciación del incienso, junto con los arreglos florales, la pintura y el concurso de té, se llamó "cuatro elegantes para caballeros y cuatro diversiones".

Los literatos no solo ven el incienso como una cuestión de elegancia, sino también como un producto para cultivar la personalidad. Aunque no es comestible, podría cuidar el cuerpo y la mente. Desde los poemas Tang y Song hasta *Historia del ala oeste y Sueño en el pabellón rojo*, describieron a fondo la elegancia de la aplicación del incienso de los antiguos literatos, y el más típico es Sueño en el pabellón rojo. Había varios tipos de incienso y fórmulas de aromaterapia efectivas, mencionado en él, como incienso tibetano, almizcle, incienso de flor de ciruelo, incienso tranquilizador del alma, incienso de azucena, romero, sándalo, madera de águila, incienso de oliva dulce, borneol, menta, raíz de angélica y la famosa fórmula de aromaterapia de la píldora Leng Xiang.

La fragancia del incienso siempre fue como la silenciosa lluvia primaveral que humedeció las mentes de los literatos durante miles de años, mientras que pocas personas hablan de su papel especial en la formación del carácter de los literatos chinos en numerosos estudios de la cultura tradicional debido al descuido y olvido, o personas que evitan deliberadamente mencionarlo. El estudio de la cultura china sin la investigación sobre el incienso es incompleto y difícil de revelar la esencia de la cultura china.

3. Aromaterapia y religión.

El incienso se llama medicina en el entrenamiento y cultivo taoísta, que es el auxiliar necesario en el cultivo y la práctica. El taoísmo sostiene que la especie natural contiene la esencia del cielo y la tierra, así como el aura de la naturaleza, que es el factor clave de la paz y la tranquilidad. Las diez fragancias del taoísmo que incluyen fragancia de siete colores, fragancia de viento de retorno, fragancia de viento contrario, fragancia de tesoro celestial, fragancia de nueve armonías, fragancia de alma de retorno, fragancia de cielo, fragancia verdadera descendente, fragancia de pasión, fragancia de fe e inteligencia. Cada fragancia tiene connotaciones diferentes y el taoísmo tiene regulaciones claras sobre el uso del incienso en diferentes ocasiones.

Bañarse en una fuente termal fragante también es una forma importante de cultivo y práctica en el taoísmo. El taoísmo ha designado un día propicio para el baño, y la fragante fuente termal se mezcló con cinco tipos de especias de orquídea, sándalo, angélica dahurica, piel de melocotón, hojas de ciprés, agáloco, clavo, Lysimachia foenumgraecum Hance y Radix Aristolochiae, que pueden limpiar el cuerpo, purifica cuerpo y mente y previene enfermedades.

El taoísmo se centra en la iluminación de la mente cuando se cultiva con incienso, que tiene cierto significado espiritual implícito y guía la mente de los practicantes a un estado sobrenatural, para liberar la mente y calmar el espíritu.

Comparado con el taoísmo, el budismo parece tener una relación más profunda con el incienso que el taoísmo. Los budistas consideran el incienso como el budismo y el mensajero de la fe, por lo que quemar incienso es una parte integral de todas las prácticas budistas. Normalmente, hay un incensario frente a la sala principal de los templos budistas. El incienso que se quema tiene una estrecha relación con las actividades espirituales de las personas, por lo que se ha prestado especial atención al incienso en muchas religiones a lo largo de los siglos, no importa cuán grande o no importa de dónde sea la religión, el budismo siempre recibe una atención especial.

Los budistas grabaron numerosos inciensos de las escrituras transmitidas, todos los budas y santos han discutido sobre el incienso, como Buda Shakyamuni, mahasthamaprapta, Avalokitesvara Bodhisattva, Huineng Master y Arya Nagarjuna. La variedad de especias registradas en las Escrituras es difícil de contar, y la mayoría de las especias que se usan hoy en día están registradas en las Escrituras.

Al comienzo del auge del budismo, cuando el Buda Sakyamuni todavía vivía en el mundo, le gustaba mucho el incienso. La costumbre de usar incienso en el budismo no ha cambiado durante los siguientes dos mil años, y se ha fortalecido y desarrollado continuamente, de modo que ahora hay inciensos en los templos budistas y trípodes de tesoros en los hogares de la gente común.

Después de la introducción del budismo en China, la medicina budista, que es similar a la teoría de la MC, también ha hecho grandes contribuciones al desarrollo de la MC. Por ejemplo, el conocimiento de la medicina budista sobre la medicina del incienso amplió la variedad de materiales medicinales chinos, agregando agáloco, Kaori Lu Xiang (incienso), cariofilo, Pachulí y estoraque y otros nuevos materiales medicinales, y en el *Compendio de Materia*

Médica y otros los libros médicos clásicos añadieron hierbas aromáticas para abrir orificios.

Las fórmulas de la medicina del incienso budista son abundantes y versátiles. No solo se quemaba incienso para eliminar la suciedad, el mal y prevenir la peste, sino que también tenían recetas especiales para el El tratamiento de enfermedades especiales. También hay muchas formas de aplicación del incienso, se puede quemar directamente o tomar por vía oral, o incluso convertirlo en perfume o crema aromática aplicándose en el cuerpo o adoptarlo al bañarse.

El budismo reconoce que el incienso no solo puede curar enfermedades, sino que también afecta al estado de ánimo de las personas e ilumina la sabiduría de las personas para que practiquen y comprendan las doctrinas budistas. Según los clásicos confucianos, cuando el Buda enseña doctrinas, sus poros en todo el cuerpo emanan fragancia y su aroma puede extenderse tanto como pueda, por lo tanto, en las escrituras budistas, el incienso se usa a menudo para ilustrar la virtud espiritual de la moral taoísta. Y el Bodhisattva predicó en la Reunión de Shurangama Dharma, si el mantenedor puede concentrarse en la naturaleza de Buda, puede ser bendecido y escoltado. La fragancia del budismo no solo puede purificar el aire, disipar la suciedad y curar enfermedades, sino que también puede dignificar los ritos taoístas solemnemente, romper con el mundo secular, infiltrarse en la mente de los practicantes y hacer que la gente se calme y se resuelva. El dharma del Buda sublima el reino del incienso desde el uso del mundo hasta el reino infinito de ver al incienso convertirse en Buda.

Capítulo II Concepto y contenido de la aromaterapia vegetal moderna

Sección I Historia y cultura de la aromaterapia vegetal

1. Historia del desarrollo de la aromaterapia vegetal en Occidente.

El antecesor de la terapia con aceites esenciales de plantas es la aromaterapia, que es una de las terapias naturales más antiguas de la historia de la humanidad. Durante miles de años, la gente utilizó el poder de las plantas para curar su cuerpo y alma, dejando una profunda impresión en la historia de muchos países.

1.1 3000 AC - el período del Antiguo Egipto.

Los antiguos egipcios eran muy buenos usando incienso. No solo se beneficiaron de las ofrendas de sacrificio, la purificación ritual y la quema de incienso entre los bailarines, sino que también lo usaron en tecnología médica. De varios libros antiguos y muros de piedra de templos antiguos, se registra que en innumerables sacrificios se usaron plantas y recetas. En los textos en papiro desenterrados de la pirámide, también se registra el efecto del aceite esencial en el cuerpo humano.

Los antiguos egipcios no podían vivir sin aceites esenciales. Los faraones y las reinas consideraban especialmente los aceites esenciales de incienso como tesoros y masajeaban sus cuerpos con aceites esenciales aromáticos después del baño. A través de los jeroglíficos en relieve del templo, se registra que el perfume elaborado para el sacrificio y los ingredientes de la receta son todos de plantas aromáticas.

Además, los egipcios usaban mirra, incienso, colofonia blanca, canela y cedro para evitar que los cuerpos se pudrieran. La ciencia moderna ha confirmado que la momia no solo supera la prueba de los 3000 años, sino que también muestra la increíble función antibacteriana y antiséptica de las plantas aromáticas.

1.2 El período de la civilización clásica desde el 460 al 377 a. C. — Grecia y Roma

Hipócrates (460-377 a. C., también conocido como el padre de la medicina) utilizó una organización sistemática para clasificar e indexar el conocimiento heredado del antiguo Egipto para analizar más de 300 tipos de hierbas, y las registró en un volumen, que se consideró un importante clásico de la medicina herbal.

El período griego antiguo: la germinación de la aromaterapia. Las plantas aromáticas como concepto herbal se extendieron ampliamente entre la gente. Los soldados griegos tomaban el ungüento hecho de mirra para curar sus heridas en el campo de batalla.

Hipócrates dijo que las personas deberían tener baños aromáticos y masajes con aceites esenciales todos los días para prolongar su vida.

El Antiguo Imperio Romano: la continuación de la aromaterapia. Los antiguos romanos no daban importancia a la aromaterapia, pero la corte romana empleaba a muchos griegos como médicos imperiales, por lo que también se introdujo en Roma el conocimiento de los aceites esenciales.

Dioscórides, un médico militar romano de origen griego en la era de Nerón, no solo pasó toda su vida recolectando plantas medicinales de varios países a lo largo de la costa mediterránea para la investigación, sino que también completó minuciosamente cinco grandes obras en el 50 d.C. Entre ellas, "Teoría médica de los materiales medicinales" registra con detalle los atributos médicos, el conocimiento médico y los métodos de aplicación de 500 tipos de hierbas. Viendo eso, las generaciones futuras podrían tener una base muy importante de plantas medicinales.

1.3 Del siglo X al siglo XII: la herencia del mundo oriental

El importante proceso de la tecnología de extracción de plantas aromáticas: el cambio de tecnología de destilación: la tecnología de extracción de plantas aromáticas es la combinación perfecta de ciencia y arte. En Oriente, el Canon de la Medicina, escrito por Avicenne, el médico más grande de la historia árabe registró los efectos de más de 800 plantas en el cuerpo humano.

Para el siglo XI, se habían desarrollado nuevas técnicas de destilación, que no solo mejoraron la calidad de los aceites esenciales, sino que también los extrajeron de una manera más científica. También se encontró que el olor aromático de las plantas tenía la capacidad de aliviar el miedo y la depresión y prevenir enfermedades causadas por el organismo.

En el siglo XII, durante las Cruzadas, la farmacología árabe y las técnicas de destilación se extendieron a Europa, y la gente comenzó a extraer extractos de plantas de manera más eficiente.

2. Situación reciente de la aromaterapia en el mundo

2.1 Desarrollo de la aromaterapia en Gran Bretaña

Marguerite Maury, una experta austriaca en El tratamientos de belleza y aplicaciones de estilo de vida, fue presentada a Gran Bretaña, lo que hizo que la investigación británica sobre aromaterapia se centrara en la belleza, el cuidado de la salud y las aplicaciones de la vida diaria.

El auge de la Escuela Británica de Aromaterapia ha influido en el desarrollo de la enseñanza de la aromaterapia en otros países de habla inglesa, como Estados Unidos y Australia. También promueve la aplicación del conocimiento de la aromaterapia en Asia.

2.2 Desarrollo de la aromaterapia en Francia

En los tiempos modernos, la aromaterapia francesa comenzó a partir de profesionales médicos y científicos, centrándose en el El tratamiento profesional. Los datos clínicos son muy ricos y la investigación sobre el aceite esencial interno es muy sobresaliente. Muchos médicos consideran que los aceites esenciales y las trufas son una de las opciones de medicamentos: los médicos franceses también tienen recomendaciones más abiertas para los aceites esenciales.

2.3 Desarrollo de la aromaterapia en Alemania

Desde la perspectiva de las ciencias biológicas y la química orgánica, la escuela de aromaterapia alemana tiene el concepto más completo de analizar la composición de los aceites esenciales en términos de su estructura química y cómo los olores afectan el cuerpo y la mente.

Mientras tanto, la aromaterapia alemana es también la primera combinación de aceite esencial y psicología misteriosa, como la carta del tarot y el cristal, que se puede llamar el lugar de nacimiento de la aromaterapia energética.

2.4 Desarrollo de la aromaterapia en China

El *Clásico de Materia Médica del Agricultor Divino*, clásico de la MC es una guía para los herbolarios modernos, ya que registra muchos conocimientos y experiencias sobre el uso de plantas. El Gran *Compendio de Materia Médica*, compilado por Li Shizhen en la dinastía Ming, registró más de 2,000 hierbas y más de 8,000 fórmulas. Hasta el día de hoy, todavía se considera una referencia importante para la prevención, la recuperación y el El tratamiento de enfermedades por parte de los profesionales de la MC.

El aceite esencial más importante de China proviene del aceite esencial de los cítricos. Casi todo el aceite esencial de los géneros de cítricos se origina en China. A través de la hibridación y evolución entre las diferentes especies, evolucionó hasta convertirse en la gran familia actual de plantas cítricas, de las cuales las "naranjas" eran desconocidas para los griegos y romanos antes de ser introducidas desde China a los países mediterráneos a través de Arabia en el siglo X. Otra planta aromática representativa originaria de China es el árbol de alcanfor, que se usa ampliamente en perfumes, El tratamientos médicos y arquitectura.

La educación y los recursos aromáticos de China son actualmente el mercado más prometedor del mundo. En China, el Comité Especial sobre Terapia de Aceites Esenciales de la Federación Mundial de Sociedades de MC es una de las organizaciones miembros de las cuales organizaciones no gubernamentales aprobadas por el Consejo de Estado y registradas por el Ministerio de Asuntos Civiles. Desde su establecimiento, el comité especial ha explorado y desarrollado continuamente la terapia con aceites esenciales de plantas en varios países, ha promovido el intercambio internacional, la difusión y el desarrollo de la MC y ha mejorado la comprensión y la cooperación de los equipos en MC en varios países (regiones) de todo el mundo. Es el pionero de la terapia moderna de aceites esenciales de plantas, y también la institución con el mayor número de estudiantes y la promoción más amplia de la terapia de aceites esenciales de plantas.

Sección II Familias y géneros de plantas de aceite esencial y química aromática

1. Historia de la botánica

El Diccionario Oxford ha definido la botánica como una ciencia especializada. La comprensión más temprana de las plantas se remonta al Paleolítico, cuando las personas comenzaron a recolectar semillas, tallos, raíces y frutos de las plantas en su búsqueda de alimento. En el 300 a.C., Theoflasto, el fundador de la botánica había clasificado las plantas en su libro "Plant History" (también conocido como "Plant Investigation") y registró las combinaciones y funciones relevantes de las plantas, lo que hizo que esta información tuviera un impacto de gran alcance en la investigación futura de plantas, y tienen más valor médico.

A finales del siglo VII, el biólogo inglés John (Ray) estableció los principios básicos de la clasificación de las plantas. En el siglo XVII, se desarrollaron varios tipos de microscopios en todo el mundo, que iniciaron nuevas investigaciones sobre la anatomía de las plantas y luego tuvieron un gran impacto en el desarrollo posterior de la fisiología y la embriología de las plantas.

A mediados del siglo XVIII, Carl Linnaeus inventó un método sistemático para nombrar y clasificar plantas, que todavía se usa hoy en día después de varias modificaciones. Linneo (1707-1778) es conocido como el padre de la taxonomía debido a su éxito en el establecimiento del sistema de taxonomía biológica. A medida que se descubren diferentes especies de plantas en todo el mundo, el sistema que ha creado ha abierto tanto una identificación precisa de las plantas como una comprensión profunda de sus usos.

2. Nombre latino del aceite esencial vegetal

La misma planta puede tener bastantes nombres diversos en diferentes regiones. Al ver eso, usamos el nombre latino para marcar la planta, que es equivalente al número de identificación de la planta. La singularidad y universalidad de la botánica están garantizadas.

Hay muchas palabras en inglés en una botella de aceite esencial. ¿Cómo sabes qué línea es el nombre latino? Los nombres latinos generalmente se escriben en cursiva.

2.1 Caso especial del nombre científico latino del aceite esencial.

Con el desarrollo de la nomenclatura vegetal, algunas plantas se han convertido en variedades. Aunque todavía son derivados de una variedad, su morfología ha cambiado mucho. Por tanto, es necesario agregar símbolos para distinguirlos en el naming. Muchos nombres de aceites esenciales también tienen estas características.

3. Familias y géneros de plantas de aceite esencial

Las plantas básicas de la tierra se dividen en las siguientes familias: rutaceae, labiatae, umbelliferae, gramineae, pinaceae, cupressaceae, compositae, annonaceae, rhododendraceae, rosaceae, yaks, lauraceae, myrtle, luteaceae, sandalaceae, jengibre, abedul, verbenaceae, piperaceae y sandalaceae.

3.1 Rutaceac

Árboles y arbustos aromáticos, a veces espinosos, punteados, plantas aromáticas compuestas glandulares, incluidas plantas cítricas, 161 géneros, aproximadamente 1650 especies, que se encuentran en regiones tropicales, subtropicales y templadas cálidas, especialmente en China, Italia, Australia y Sudáfrica.

Los aceites esenciales de rutaceae se extraen de la cáscara y la mayoría de los aceites cítricos prensados no requieren destilación al vapor, por lo que tienen una vida útil más corta que otros aceites esenciales.

Usos comunes: inflamación, hipersensibilidad y estimulación.

Sistema corporal afectado: sistema digestivo (Hígado y riñón), sistema nervioso, sistema cutáneo.

Representantes comunes: limón, lima, pomelo, naranja dulce y bergamota.

Los métodos de extracción del aceite esencial de rutaceae se pueden dividir en prensado y destilación.

3.2 Labiate

Hierbas o arbustos bajos con tallos de cuatro cuernos, la mayoría de los cuales contribuyen a dolores de cabeza, congestión, problemas musculares (analgesia y antiinflamatorios) afectan a uno o más sistemas corporales. Labiatae tiene 224 géneros y alrededor de 5.600 especies, distribuidas principalmente en regiones tropicales o templadas. Es una de las plantas aromáticas más abundantes.

Usos comunes: anemia, dispepsia, dolor de cabeza, dificultades respiratorias, bueno para actividades mentales muy intensas que luego se utilizan para prevenir la fatiga y el autoconsumo.

Sistema corporal afectado: sistema digestivo, sistema respiratorio y sistema cardiovascular.

Representantes comunes: lavanda, menta, mejorana, orégano, romero, salvia feliz, tomillo.

3.3 Umbelíferas

Son las hierbas y algunos arbustos, umbela compuesta de inflorescencia (las flores irradian desde un punto central como paraguas), algún alimento importante (zanahorias y apio). Algunas umbelíferas son venenosas, mientras que otras se utilizan con fines médicos; Se divide en 420 géneros y 3100 especies. Crece en todo el mundo y se distribuye principalmente en la zona templada norte. Este tipo de aceite esencial de plantas es en su mayoría fuerte, por lo que deben usarse con mucho cuidado. También tiene la característica de la anestesia.

Usos habituales: gases, problemas glandulares y espasmos.

Sistema corporal afectado: sistema digestivo (regulación del equilibrio), sistema endocrino (estimulando el útero), sistema respiratorio, piel (regeneración).

Los representantes comunes incluyen hinojo dulce, cilantro, etc.

3.4 Gramíneas

Las gramíneas están más estrechamente relacionadas con los humanos porque la mayor parte de la población de la tierra vive de pastos, principalmente hierbas. Las nutritivas gramíneas, utilizadas para cubrir la tierra y los cereales (trigo, arroz, maíz y cebada). Las gramíneas tienen grandes sistemas de raíces con 737 géneros y alrededor de 7,950 especies, distribuidas por todo el mundo.

Sistema corporal afectado: sistema digestivo (estimulante), sistema cardiovascular, sistema respiratorio y piel.

Representante común: limoncillo.

3.5 Cupressaceae

Las cupresáceas son árboles de hoja perenne y sus aceites esenciales se extraen de la fruta y la madera. En esta familia se utiliza la destilación para extraer los aceites esenciales, que suelen ser de media a baja volatilidad. Hay alrededor de 113 especies en 17 géneros, principalmente en la zona templada del norte.

Usos comunes: antirreumático, astringente de alta calidad, grasa (reducido), insomnio y nerviosismo (reducido), respiración (por inhalación), síntomas relacionados con el estrés.

Sistema corporal afectado: sistema respiratorio, sistema cardiovascular, sistema musculoesquelético, sistema cutáneo y capilar.

Los aceites esenciales representativos más comunes son: ciprés, cedro, baya de enebro, etc.

3.6 Compositas

La compositae es la familia más grande de plantas con flores con floretes con 1317 géneros y alrededor de 21.000 especies, que se pueden ver en todas partes, especialmente en la región mediterránea. Este tipo de planta a menudo se denomina "planta compuesta". Por un lado, las compositae no solo tienen capítulos sintéticos, sino que también son el género de plantas más grandes del mundo. Por otro lado, no solo florece con colores brillantes, sino que también tiene muchas variedades. Este tipo de aceite esencial se utiliza generalmente para la extracción de aceite esencial y la flor en forma de destilación. Este proceso debe ser muy preciso, por lo que los aceites esenciales de los compuestos también son muy valiosos.

Usos comunes: infección, inflamación y regeneración.

Sistema corporal afectado: sistema digestivo y sistema cutáneo.

Representantes comunes: flores permanentes, manzanilla romana, etc.

3.7 Annonaceae

Annonaceae tiene propiedades relativamente primitivas, que Darwin llamó "fósiles vivientes", cenadores, arbustos o arbustos trepadores; Las partes leñosas suelen tener aroma. Es la principal familia de la flora tropical, prefiriendo los bosques cálidos y húmedos. La mayoría de ellas son plantas leñosas altas con 128 géneros y alrededor de 2000 especies.

Usos comunes: depresión, frialdad sexual, impotencia, palpitaciones y cuidado de la piel.

Sistema corporal afectado: sistema cardiovascular, sistema nervioso (sedación), sistema endocrino y reproductivo (estimulación de la libido), sistema cutáneo y capilar.

Representantes comunes: aceite de ylang ylang.

3.8 Burseraceae

La familia del olivo es un árbol con un fruto ovalado. La característica más importante es que la corteza rugosa puede secretar esencias y tubos de resina. Cuando se corta la corteza, sale una resina viscosa. Después de secarse al sol, el color se oscurecerá y luego se puede quitar del tronco. La resina fluirá naturalmente sin interferencia humana, que es el modo de autoprotección de las plantas debido al medio ambiente. Con 21 géneros y 540 especies, es una de las principales especies de árboles en los bosques tropicales de los hemisferios norte y sur.

Usos comunes: antiinflamatorio, eliminación de esputo, tejido cicatricial (reducción), herida (cicatrización).

Sistema corporal afectado: sistema respiratorio, equilibrio emocional, sistema inmunológico, sistema nervioso, sistema cutáneo y capilar.

Representantes comunes: incienso, mirra, etc.

3.9 Lauraceae

La mayoría de las plantas de lauráceas florecen en primavera, y las flores son muy humildes, de color blanco lechoso y amarillo claro. La superficie de la hoja de la planta de lauráceas es lisa sin pelos finos. El borde de las hojas es plano sin dentado. Las hojas jóvenes de Lauraceae son delgadas y suaves cuando son un retoño. Cuando las hojas maduran, las hojas viejas se vuelven duras y fáciles de romper.

Los aceites esenciales de lauraceae tienen una fuerte capacidad antibacteriana para los tejidos de las mucosas, el sistema respiratorio, el sistema digestivo y el sistema reproductivo. Lauraceae, con 45 géneros y 200 a 2500 especies, se encuentra en la Amazonia tropical y el sudeste asiático.

Usos comunes: depresión, dolor de cabeza, hipotensión, cicatriz y debilidad sexual.

Sistema corporal afectado: sistema cardiovascular (estimulantes cardíacos y pulmonares), sistema nervioso (reguladores), sistema endocrino (excitación sexual) y sistema inmunológico.

Representantes comunes: canela.

3.10 Myrtaceae

Myrtaceae son principalmente plantas tropicales y subtropicales con forma de puntos y glándulas sebáceas en las hojas. Los frutos son bayas leñosas con una o más semillas, y algunas de ellas tienen flores ornamentales o vistosas. Son la fuente de muchos bosques. Con 121 géneros y 3850 especies, las Myrtaceae se encuentran en regiones tropicales y templadas, especialmente en Australia.

Sistema del cuerpo afectado: sistema respiratorio y sistema inmunológico.

Representantes comunes: árbol del té, eucalipto y clavo.

3.11 Zingberaceae

La característica común de las jengibreaceae son los tallos carnosos subterráneos, aromáticos y especiados, que crecen lateralmente. Con suficientes nutrientes y tiempo, los tallos subterráneos pueden engordar mucho. Toda la planta de la familia del jengibre tiene fragancia. Sin embargo, la esencia se concentra en tallo y semilla subterráneos, cuya función es de soporte y transporte. Los nutrientes de las plantas de jengibre están contenidos en el subsuelo donde nadie puede verlos. La energía real es mayor que la apariencia, lo que es muy adecuado para personas con entidad externa y vacío interno, lo que puede brindar a las personas una sensación de plenitud y ayudar a nutrir el cuerpo durante mucho tiempo en la cama, hombres mayores y mujeres embarazadas. Hay alrededor de 1200 especies de jengibreaceae en 53 géneros, la mayoría de las cuales se encuentran en las selvas tropicales, principalmente en India, Malasia y Madagascar.

Usos comunes: aparato digestivo (estimulante) y reumatismo.

Sistema corporal afectado: sistema digestivo, sistema endocrino (sedación), sistema musculoesquelético (músculos y huesos).

Representantes comunes: jengibre.

3.12 Ericaceae

Ericaceae es una de las plantas de mayor distribución de los géneros. Hay especies nativas de ericáceas en todo el mundo. En general, son pequeños árboles o arbustos con hojas alternas que crecen intercaladas en las ramas. La corola se divide en cinco pétalos y parece un embudo. Hay 103 géneros y alrededor de 3350 especies de ericáceas que pueden sobrevivir en un ambiente polar.

El aceite esencial de ericáceas no solo puede ayudar a desintoxicar el cuerpo, sino que también puede hacer que las personas escapen del estado psicológico de frustración mediante el uso de objetos externos. Además, puede ajustar el clima interno y prevenir la confusión provocada por el desequilibrio del sistema nervioso e inmunológico, como el asma, el reumatismo y el resfriado.

Usos comunes: hipertensión, nutrición del Hígado, ayuda a la desintoxicación del I lígado y los riñones.

Sistema corporal afectado: sistema digestivo, sistema cardiovascular y sistema locomotor.

Representantes comunes: acebo.

4. Aceite base

4.1 ¿Qué es el aceite base?

Como puente en la aromaterapia, el aceite base tiene cierto valor nutritivo y efecto de curación física y mental. Debido a que el aceite esencial 100% puro tiene una molécula pequeña y una alta concentración, puede estimular la piel, especialmente la piel sensible, si se usa directamente sobre la piel en un área grande. Por lo tanto, el aceite esencial debe diluirse con el aceite base para conciliar en el masaje de aromaterapia.

4.2 Aceites de base comunes

4.2.1 Almendra dulce

El nombre latino: Prunus Dulcus

Parte de extracción: fruta

Método de extracción: prensa a baja temperatura

Ingredientes principales: rico en triglicéridos, minerales, proteínas, vitamina A, B1, B2, B6, E, proteínas y ácidos grasos.

Propiedades, gusto y meridianos: sabor dulce y carácter plano; pertenece a los meridianos de pulmón e intestino; Tiene el efecto de humedecer los pulmones y aliviar el asma; Puede tratar la deficiencia, la tos y el asma, la sequedad intestinal y el estreñimiento.

Funciones: La almendra dulce tiene un buen efecto hidratante. Es un excelente aceite de masaje para personas de mediana edad, especialmente para pieles secas. Puede aliviar la picazón, la úlcera y la condición de la piel seca, hacer que la piel sea suave y tierna con un efecto nutritivo. La almendra dulce es neutro y no es fácil que cause alergia. También es adecuado para pieles alérgicas o que se irritan fácilmente.

Precauciones: no se puede mezclar con almendra amargo, que producirá toxicidad de compuestos de cianato, provocando irritación de la piel. No es adecuado para personas alérgicas a las nueces y siempre pueden tener una reacción sensible en la piel a la alergia al cacahuete.

4.2.2 Aceite de semilla de uva

El nombre latino: Vitis Vinifera

Parte de extracción: semilla

Método de extracción: prensado a baja temperatura

Ingredientes principales: Vitamina B1, B3, B5, clorofila,

oligoelementos, ácido linoleico, procianidinas.

Propiedades, gusto y meridianos: dulce, ácido, plano; pertenece al meridiano de pulmón, bazo y riñón; Tiene la función de vigorizar el Chi y la sangre, liberar canales y colaterales, aliviar la orina, nutrir el riñón y nutrir el Hígado.

Funciones: El aceite de semilla de uva contiene dos elementos importantes que incluyen ácido linoleico y procianidinas. El ácido linoleico puede reducir el daño de los rayos UV, proteger el colágeno en la piel, mejorar la hinchazón venosa y prevenir la deposición de melanina. La proantocianidina protege la piel del daño de los rayos UV, evita que se destruya la fibra de colágeno y mantiene la piel con la elasticidad y tensión debidas. La semilla de uva también contiene muchas sustancias antioxidantes fuertes, reduce el colesterol en sangre, previene la trombosis, dilata la función de los vasos sanguíneos y previene eficazmente la esclerosis cardiovascular causada por una variedad de enfermedades.

4.2.3 Jojoba

Nombre latino: simmondsia chinesis

Parte de extracción: semilla

Método de extracción: prensado en Frío

Ingredientes principales: proteína mineral, colágeno, cera vegetal, vitamina D, ácido graso.

Funciones: Es principalmente líquido con una estructura de alta estabilidad e hidrofilia, no es fácil de deteriorar. Las glándulas sebáceas de la piel están muy próximas entre sí, lo que significa que es muy adecuada para hidratar la piel. Tiene buena penetración, rico en vitamina D y proteínas, que es un buen aceite hidratante. También tiene fuerza para curar la piel y puede mantener la Humedad de la piel.

4.2.4 Aceite de germen de trigo

El nombre latino: Triticun Vulgare

Parte de extracción: germen

Método de extracción: prensado en Frío

Ingredientes principales: ácidos grasos, minerales, proteínas, vitaminas A, D, E, B1, B2, B6.

Propiedades, sabor y meridianos: dulce y fresco; Pertenece al canal del bazo, pulmón y corazón. Tiene el efecto de nutrir el corazón y beneficiar al bazo, eliminando la irritación y eliminando la Humedad.

Funciones: El aceite de germen de trigo se considera como una especie de función de regulación nutricional, reguladora endocrina, adelgazante, previniendo la pigmentación y manchas. También tiene la función de protector solar para la oxidación y resistencia de los radicales libres. El aceite de germen de trigo puede promover el metabolismo, prevenir el envejecimiento, promover la salud cardiovascular, mejorar las cicatrices y las estrías, y es adecuado para uso interno y externo.

4.2.5 Aceite de coco

El nombre latino: cocos nucifera

Parte de extracción: pulpa

Método de extracción: método de prensado en Frío

Características: la molécula es muy pequeña, adecuada para bebés, no es fácil de bloquear los poros pero es fácil de penetrar y absorber. Es bueno para suavizar y humedecer la piel.

Propiedades, gusto y meridianos: sabor dulce, naturaleza fresca; el pulmón y el bazo. Se puede utilizar para tratar la sarna y el sabañón.

Funciones: incoloro e insípido. Es más adecuado como aceite base. Además, es muy estable en condiciones normales y no es fácil de deteriorar. Tiene la función de depurar toxinas y eliminar metales pesados. El aceite de coco de alta calidad fraccionado secundario es el aceite base favorito de los profesionales.

Sección III Vía del aceite esencial que penetra al cuerpo y al metabolismo humano

A partir del análisis de los aceites esenciales y la sangre humana, se puede encontrar que los aceites esenciales vegetales tienen componentes muy similares a las hormonas humanas. Debido a su fina estructura molecular y alta permeabilidad, los aceites esenciales pueden ingresar al cuerpo rápidamente sin efectos secundarios. Además, las moléculas aromáticas naturales del aceite esencial pueden llegar directamente al sistema límbico emocional del cerebro a través del sistema respiratorio, haciendo que las personas se sientan felices y relajadas desde el nivel psicológico, y luego producir el efecto de regular las emociones.

En general, hay tres formas de que el aceite esencial penetre en el cuerpo humano. Además de la "absorción transdérmica" y la "absorción respiratoria", hay otra forma por "vía oral" penetra en el sistema digestivo". Cuando se administra por vía oral, el paciente suele tomarlo en cápsula o selecciona una pequeña cantidad de aceite esencial adecuado en leche o miel. Los estudios actuales han encontrado que el cuerpo humano también tiene un receptor olfativo, que es un nuevo mecanismo funcional de fragancia en el cuerpo humano.

Sección IV Uso y contraindicaciones de seguridad del aceite esencial

1. Uso de aceite esencial

1.1 Aromaterapia

La aromaterapia consiste en esparcir el aroma de los aceites esenciales a través de la máquina de aromaterapia e inhalar las moléculas de aroma en el cuerpo a través de la nariz. Es la mejor manera de crear un ambiente interior, ajustar el estado de ánimo y disipar los olores interiores.

1.2 Método de expansión de incienso

Dejar caer el aceite esencial sobre la piedra de incienso, la madera de incienso y otros artículos para liberar el incienso, se puede disfrutar de los beneficios de la fragancia en cualquier momento y lugar.

1.3 Masaje de aromaterapia

El masaje de aromaterapia se utiliza para masajear el rostro y el cuerpo seleccionando el aceite esencial adecuado y mezclándolo con el aceite base en la proporción adecuada, para que la piel quede firme, elástica y brillante. Puede eliminar la tensión física y psicológica, liberar rápidamente la presión, aliviar el dolor y la rigidez de los músculos.

1.4 Baño de manos y pies

Masajee sus manos y pies con el aceite esencial; Remoje sus manos o pies en agua caliente después de la absorción. Este baño puede aliviar parcialmente la fatiga y la presión.

1.5 Embadurnamiento

En general, el aceite esencial se absorbe a través de la piel. A veces también puedes usar aceite esencial puro. Para pequeñas escaldaduras, se pueden mojar una o dos gotas de aceite esencial (inmersión: aplique una pequeña cantidad de aceite esencial en la parte afectada con el dedo). Para aplicaciones en áreas extensas, el aceite base debe aplicarse primero antes de usar el aceite esencial.

1.6 Olfatear

Oler el aceite esencial directamente de las palmas, los tejidos y los pañuelos; dejar caer el aceite esencial en una bañera de hidromasaje recién hervida, cubrirse la cabeza y la bañera con una toalla de baño grande e inhalar profundamente el vapor. Es mejor cerrar los ojos al inhalar vapor.

Use una botella de expansión de aceite esencial (pulsera de aceite esencial, collar de aceite esencial, etc.) y luego dejar caer una cantidad adecuada de aceite esencial en la botella, dejar que el aroma se difunda lentamente.

1.7 Tomar un baño

Elegir varios tipos de aceite esencial que le gusten, mezclarlo en aceite de masaje según una cierta proporción, aplicarlo en todo el cuerpo y luego bañarse. Antes de bañarse, primero debe lavarse el cuerpo.

1.8 compresa fría o compresa caliente

Poner agua caliente o agua helada en el lavabo. Después poner a remojar una toalla, sacarla y escurrirla, verter el aceite esencial apropiado, doblar la toalla por la mitad y aplicarla en el área afectada.

1.9 Convertido en productos de mantenimiento

El aceite esencial se puede convertir en productos de mantenimiento, que pueden promover que la piel absorba directamente el aceite esencial, desempeñando el papel del aceite esencial en la belleza de la piel. Se puede convertir en loción para la piel, aceite de manos, aceite de labios, crema facial, crema para el cabello, etc. Además, se puede aplicar en el rostro con aceite esencial compuesto bien ajustado para masaje, de esta manera, el efecto de embellecimiento de la piel será más significativo.

1.10 Método de pulverización

La pulverización de aceite puede purificar el aire, eliminar los olores y puede inhalarse a través del tracto respiratorio. Diluir el aceite esencial y el agua destilada (o agua purificada) con una pequeña cantidad de alcohol a una concentración del 1% al 5% (agregar de 10 a 50 gotas de aceite esencial por 100 ml de agua destilada). Rociarlo en el cuerpo de la casa y la mascota en cualquier momento con una botella rociadora, que puede desempeñar un papel en la desinfección y desodorización y mejorar el entorno de vida. La característica bactericida única de los aceites esenciales se puede utilizar para limpiar el entorno de la vivienda. En comparación con muchos limpiadores químicos, los aceites esenciales son más naturales y seguros.

1.11 Hacer gárgaras

Hacer gárgaras con aceite esencial todos los días puede eliminar la mucosidad inflamada o maloliente de la boca, mantener el aliento fresco, proteger los dientes y reducir la laringitis. Si se sienten molestias en la garganta o picazón, también se puede intentar levantar la cabeza y dejar que el enjuague bucal penetre profundamente en la garganta para desinfectarla.

1.12 Atomización

Agregar el aceite esencial en el atomizador con solución salina normal; agregar 3-4 gotas de aceite esencial en 5 ml de solución salina normal para adultos y una gota de aceite esencial para niños.

2. Contraindicación de seguridad del aceite esencial

Bajo la guía de la tendencia natural, la aromaterapia se ha convertido en una terapia auxiliar popular en el siglo XX. Se sabe que la aromaterapia se incluye incluso en la atención médica en Alemania, Francia, Australia y Estados Unidos. En Francia, los médicos prescriben aromaterapia para recuperar el cuerpo lo antes posible. Por lo tanto, es un curso obligatorio para todo aromaterapeuta para comprender completamente la naturaleza de los aceites esenciales, los métodos correctos y las contraindicaciones de aplicaciones, especialmente para mujeres embarazadas y bebés.

• Debe usarse después de la dilución del aceite base.

• Los grupos especiales (ancianos, niños, mujeres embarazadas, etc.) deben ser guiados por profesionales.

• No tocar los ojos, la nariz ni los oídos. Diluir con aceite base en grandes cantidades si se cae accidentalmente.

• No aplicar aceite esencial directamente cuando haya una herida grande en la piel. Necesita diluirse.

• Los aceites cítricos y otros aceites esenciales fotosensibles no deben usarse en las partes del cuerpo expuestas al sol en términos de la longitud del aceite fotosensible. Por ejemplo, la fotosensibilidad de la toronja es mucho menor que la de otros aceites esenciales de cítricos. Si es inevitable exponerse al sol, se puede utilizar pomelo en su lugar. Además, el efecto de la fotosensibilidad en el cuerpo humano es menor en las personas de raza amarilla que en las de raza blanca.

• No usar el aceite esencial en grandes dosis o con demasiada frecuencia (excepto en casos de emergencia).

3. Cómo conservar el aceite esencial

• Mantener alejado de la luz, el calor y la Humedad. ¡Se debe elegir una botella de vidrio oscuro para evitar daños directos por la luz solar!

• Mantener fuera del alcance de los niños para evitar lesiones innecesarias debido a la curiosidad de los niños.

• El almacenamiento del aceite esencial debe realizarse en una caja de madera especial. Puede colocarse en la caja de madera especial para aceite esencial para reducir la fluctuación de temperatura y colocarse en compartimentos separados para evitar vertidos o daños mutuos.

4. Agua de flores

4.1 Introducción

El agua de flores se refiere a una especie de solución al 100% de destilación saturada separada del aceite esencial en el proceso de destilación y extracción. Los ingredientes son naturales y puros, y la fragancia es ligera y agradable. Las raíces, ramas, hojas, flores, troncos e incluso semillas y frutos de plantas pueden producir aceite esencial y agua.

El valor del agua no es para reemplazar los aceites esenciales sino el efecto sinérgico de la trufa y el esencial, que es adecuado para un uso extensivo en aromaterapia.

4.2 Cómo mantener el agua de flores

Un buen agua de flores es relativamente fácil de deteriorar porque no se le agrega conservantes ni otros ingredientes; sin embargo, debido a la gran cantidad de oligoelementos y sus componentes de aceite esencial solubles en agua, tiene una capacidad antibacteriana, por lo que siempre que se preste atención a la conservación adecuada, el agua de flores no se deteriorará; para conservar, prestar atención a los siguientes aspectos:

• Guardarlo en un lugar fresco, en un frigorífico a baja temperatura y evitar la luz solar directa.

• Guardarlo correctamente y mantener el paquete limpio. Si se compra una botella grande, es mejor pasarlo a una botella pequeña, para evitar que se contamine con el aire.

• Los ingredientes antibacterianos del agua de flores son volátiles, así que recuerde cerrar la tapa de la botella después de su uso.

4.3 Aplicación de Agua de flores en la vida cotidiana.

• Oler: spray purificador, aplicado a 5-10 cm de la cara o el cuerpo, puede calmar la piel, estimular el espíritu y ayudar a restaurar la vitalidad juvenil.

• Absorción cutánea: sumergirse en el baño, verter el tapón de una botella y sumergirse en la bañera humedecer el cuerpo, alivia el dolor y la fatiga de las extremidades, libera la presión mental y ayuda a dormir bien por la noche.

• Crema hidratante: después de limpiar el rostro, aplicar el algodón o una toallita de mascarilla sobre la piel, para que los factores hidratantes naturales puedan impregnar el fondo de la piel, revelando la vitalidad y brillo.

•Calmante para después de la exposición solar y mantener la piel.

Poner el agua de flores en el frigorífico y después aplicarlo para aliviar el enrojecimiento, la hinchazón y las molestias de la piel. Abordarlo a tiempo para bloquear la invasión de melanina.

• Vapor facial en spray Frío: utilizar el evaporador facial para vaporizar todo el rostro durante 15-20 minutos con una proporción de agua potable e agua de flores 5: 5, para una limpieza en profundidad, doble hidratación y calmar la piel, para que los productos posteriores puedan ser absorbido con mayor eficacia.

Sección V Formulaciones comunes de aceites esenciales

1. Aceite esencial

1.1 Boswelia (Boswellia freren, Boswellia carteri, Boswellia Sacra)

Género: Oleaceae (árboles y arbustos resinosos).

Método de extracción: vapor (extracto de goma / resina por destilación).

Usos comunes: artritis, asma, equilibrar el cuerpo y mente, tos, protección del sistema inmunológico, mejora de la visión, infección de heridas, inflamación y eliminación de arrugas.

Prescripciones: la aplicación local se puede utilizar directamente (sin diluir) en la zona afectada o en el punto de reflexión.

Difundir o inhalar el aroma del aceite esencial directamente; dejar caer una o dos gotas en cápsulas y tomarlas en forma de cápsulas.

Aplicación histórica: el incienso es el aceite sagrado de Oriente Medio. Como uno de los componentes del incienso sagrado, se usó en antiguos ritos de sacrificio para comunicarse con el creador.

Propiedades, gusto y meridianos: picante, amargo, cálido; pertenece a los canales del corazón, Hígado y bazo. La MC cree que tiene el efecto de promover la circulación sanguínea, calmar el dolor, detumescencia y generar músculo.

Recetas francesas: asma, depresión, úlcera.

1.2 Limón cítrico

Género: Rutaceae (Citrus)

Método de extracción: extracción mediante prensa en Frío de la cáscara (se necesitan 3000 limones para extraer 1 litro de aceite esencial)

Usos comunes: contaminación del aire, ansiedad, picaduras de mosquitos, presión arterial (regulación), lesiones, herpes labial, resfriado (común), concentración, estreñimiento, depresión, indigestión, desinfección, garganta seca, estimula la energía, fiebre, pulido de muebles, gota, cabello graso, resaca, purificación del alma, separación del cuerpo y la mente, piel (tersa y suave), realizar gárgaras con agua para la garganta, amigdalitis, refrescante y varices.

Recetas: se puede utilizar directamente en uso local (sin diluir).

Aplicarlo directamente sobre la zona afectada o sobre el punto de reflexión. Evitar la luz solar o la radiación ultravioleta dentro de las 12 horas posteriores a la aplicación.

Difundir o absorber directamente el aroma del aceite esencial. Tomar una o dos gotas en una bebida o en cápsulas. Se utiliza como condimento en la cocina.

Aplicación histórica: el limón se ha utilizado para tratar la intoxicación alimentaria, la malaria y las epidemias de fiebre tifoidea y el escorbuto. (De hecho, se ha dicho que Cristóbal Colón trajo semillas de limón a América, que pueden haber quedado después de que Colón comiera limones en su viaje.) El limón también se ha utilizado para reducir la presión arterial y tratar enfermedades hepáticas, artritis y dolores.

Propiedades, gusto y meridianos: ácido y dulce, plano, pertenece al meridiano del Hígado y del Estómago, y tiene el efecto de resolver la flema y aliviar la tos, promover el fluido corporal y fortalecer el bazo.

Recetas francesas: desinfección del aire, anemia, asma, resfriado y fiebre (enfriamiento), esterilización, gota, ardor de Estómago, parásitos intestinales, formación de glóbulos rojos, reumatismo, infección de garganta, infección en la uretra, varices, agua purificada, formación de leucocitos.

1.3 Lavanda (Lavandula angustifoia)

Género: Labiatae (mentol).

Método de extracción: extracción de las puntas de las plantas con flores mediante destilación al vapor.

Usos comunes: inquietud (calma), alergia, ansiedad, pérdida de apetito, picaduras de mosquitos, ampollas, dolor de senos, quemaduras, varicela, falta de atención, llanto, cortaduras, enfermedad de la caspa, pañales para bebés, dismenorrea, flatulencia gastrointestinal, sequedad del cabello, alopecia, caída del cabello, estrés mental, sequedad cutánea, sensibilidad cutánea, sueño inquieto, marcas de embarazo, heridas, varices, insomnio.

Recetas: se puede aplicar directamente (sin dilución) cuando se usa localmente; aplicado directamente al área afectada o al área de reflexión; difundir o absorber directamente el aroma del aceite esencial.

Tomar una o dos gotas en cápsulas. También se puede utilizar como agente aromatizante para preparar bebidas o cocinar.

Propiedades: analgésico, anticoagulante, anticonvulsivo, antidepresivo, fúngico, antihistamínico, antiinflamatorio, antimicrobiano, antimutagénico, desinfectante, antiespasmódico, desintoxicante, cardiotónico, regenerador de tejidos y sedación.

Aplicación histórica: en la Edad Media, había diferencias obvias en la naturaleza del amor de Lavender. Algunas personas piensan que puede mantener la castidad del usuario, mientras que otras sostienen la opinión opuesta de que tiene la naturaleza de excitación y tiene una amplia gama de usos.

Propiedades, gusto y meridianos: sabor picante, naturaleza fresca, retorno al meridiano del corazón y del Hígado; tiene el efecto de calmar los nervios, calmar el Hígado y regular el Chi, aliviar el dolor y los espasmos.

Recetas francesas: acné, alergia, quemaduras (regeneración celular), calambres (piernas), caspa, dermatitis del pañal, flatulencia, caída del cabello, herpes, dispepsia, insomnio, disminución de la presión arterial, desintoxicación del sistema linfático, problemas de la menopausia, absceso oral, náuseas, flebitis, síndrome premenstrual, cicatrización (reducción), estrías, taquicardia, aftas, retención de líquidos.

1.4 Menta (Mentba Piperita)

Género: atypia (Bohola).

Método de extracción: se utiliza destilación al vapor para extraer hierba de las hojas.

Usos comunes: antioxidante, asma, infección bacteriana, parálisis facial (parálisis del nervio facial, fatiga crónica, estreñimiento, enfriamiento del cuerpo, dismenorrea, desmayos, fiebre, influenza, gastritis, halitosis, dolor de cabeza, insolación, urticaria, sofocos, dispepsia, migraña, vómitos).

Recetas: usado directamente (sin diluir). Los niños y las personas con dilución local de piel sensible se aplican directamente al punto afectado o al punto de reflexión en una proporción de 1: 1 (una gota de aceite esencial y una gota de aceite base). Difusión o inhalación directa de aceite esencial; Tomar una o dos gotas en una cápsula y usar como aromatizante en la cocina.

Aplicación histórica: la menta se ha utilizado durante siglos para aliviar la indigestión, refrescar el aliento y aliviar los calambres abdominales, flatulencias, dolores de cabeza, acidez de Estómago e indigestión.

Propiedades, gusto y meridianos: caliente, fresco; pertenece al meridiano de pulmón, Hígado. Tiene las funciones de disipar el viento y el calor, aclarar la mente, beneficiar la garganta, promover la erupción, calmar el Hígado y activar el Chi.

Recetas francesas: asma, bronquitis, diarrea, digestión (auxiliar), fiebre (fría), gripe, ozostomía, ardor de Estómago, hemorroides, sofocos, indigestión, menstruación irregular, migraña, enfermedad de las turbulencias (mareos en barco y vehículos), náuseas, vías respiratorias función (auxiliar), shock, picazón en la piel, aclarar la garganta, varices y vómitos.

Precauciones: La utilización intensa puede provocar alergias por exposición. Está contraindicado en pacientes con hipertensión. Usar con precaución durante el embarazo y la lactancia.

1.5 Romero (Romaries officinalis C T1,8 Cineol)

Género: Labiform (género mentol).

Método de extracción: Extracción de plantas con flores mediante destilación al vapor.

Usos comunes: adicción (alcohol), linfadenitis, antioxidación, expansión de arterias, artritis, celulitis, estreñimiento, desintoxicación, diabetes, diuresis, síncope, fatiga, influenza, cabello graso, caída del cabello, dolores de cabeza, piojos, presión arterial baja, pérdida de memoria, desnutrición muscular, artrosis, sinusitis, infección vaginal C, vaginitis, parásitos intestinales.

Recetas: se puede usar directamente (sin dilución), en niños y personas con piel sensible para uso local en una proporción de dilución 1: 1 (una gota de aceite esencial y una gota de aceite base). Aplicar directamente sobre la zona afectada o sobre el punto de reflexión. Prohibido durante el embarazo.

Se puede utilizar como aceite esencial o como aromatizante en la cocina.

Aplicación histórica: el romero se considera una planta sagrada en muchas civilizaciones. Se utilizaba como fumigante para ahuyentar a los malos espíritus y prevenir pestilencias y enfermedades infecciosas.

Propiedades, gusto y meridianos: sabor picante, de naturaleza cálida; provocar sudoración, vigorizar el bazo, calmar la mente y aliviar el dolor.

Recetas francesas: artritis, presión arterial (baja), bronquitis, celulitis, cólera, resfriado, caspa, depresión (neurótica), diabetes, fatiga (nerviosa / mental), influenza, retención de líquidos, alopecia, hepatitis (viral), menstruación (irregular), sinusitis, taquicardia, vaginitis.

Precauciones: No está permitido durante el embarazo. No aplicar a personas con epilepsia. Está prohibido en pacientes con hipertensión.

1.6 Manzanilla romana (Cbamaemelum nobile o Antbemis nobilis)

Género: Compositae (Daisy)

Método de extracción: se utiliza destilación al vapor para extraer de las flores.

Usos comunes: picadura de abeja / avispa, calmar los nervios, disentería, trastorno de hiperactividad, insomnio, menopausia, espasmo muscular, neuralgia, neuritis, parásitos, erupción cutánea, ciática, shock, piel (seca), dolor en los pezones.

Recetas: se puede usar directamente (sin dilución) y diluido uno a uno (una gota de aceite esencial más un aceite base completo) cuando se usa localmente en niños y personas con hipersensibilidad.

Difundir o inhalar la fragancia del aceite esencial directamente, tomarlo en cápsula.

Propiedades: antiinfeccioso, antiinflamatorio, antiparasitario, anti-espasticidad, calmante y relajante.

Aplicación histórica: los antiguos romanos lo usaban para aclarar las mentes y darse valor en el campo de batalla. "La manzanilla también se conoce como 'médico de plantas' porque se dice que cura cualquier planta enferma cercana", dijo Robert Wilson.

Propiedades, gusto y meridianos: naturaleza picante, fría, cálida, pertenece al meridiano de pulmón, Hígado y bazo; Tiene el efecto de eliminar el calor y la desintoxicación, aliviando la tos y el asma.

Recetas francesas: parásitos intestinales, neuritis, neuralgia, shock (nervioso).

Precauciones: una gran cantidad de uso puede irritar la piel sensible.

1.7 Rosa (Rosa damascena)

Género: Rosaceae

Método de extracción: la destilación al vapor se utiliza para extraer flores (un proceso de dos partes).

Usos comunes: afrodisíaco, hiedra venenosa / roble venenoso, cicatriz (prevención).

Prescripciones: El uso local se puede aplicar directamente (sin diluir). Aplicar directamente sobre la zona afectada o sobre el punto de reflexión; Difundir o inhalar la fragancia del aceite esencial directamente; Tomar en forma de cápsula; Usar como condimento para cocinar.

Aplicación histórica: las rosas se han utilizado para el El tratamiento a lo largo de los siglos. Las rosas todavía juegan un papel importante en los países del este. El aceite esencial de rosa se usa para tratar problemas digestivos y menstruales, dolores de cabeza y tensión nerviosa, plenitud del Hígado, mala circulación sanguínea, fiebre (peste), infecciones oculares y problemas de la piel.

Propiedades, sabor y meridianos: dulce, leve amargor, de naturaleza cálida; pertenece al meridiano del Hígado y del bazo; Tiene el efecto de aliviar y regular el Chi, activar la sangre y eliminar la estasis sanguínea, disipando el viento para eliminar la Humedad.

Propiedades: anti-sangrado, antiinfeccioso, afrodisíaco y sedante.

Precauciones: utilizar con precaución durante el embarazo.

1.8 Ylang Ylang (Cananga adorata)

Género: Annonaceae (árboles y arbustos tropicales - Annonaceae).

Método de extracción: se utiliza destilación al vapor para extraer de las flores.

Usos comunes: afrodisíaco, arritmia, calma los nervios, calambres abdominales, llanto, diabetes, miedo, alopecia, hipertensión, hormona del equilibrio, sibilancias, libido (hipoxia), palpitaciones, relajación, sedante, estrés, taquicardia, tensión.

Prescripciones: El uso local se puede aplicar directamente (sin diluir). Aplicar directamente sobre la zona afectada o sobre el punto de reflexión. También se puede aplicar en el timo (ayudando a estimular el sistema inmunológico).

Propiedades: anti-depresión, esterilización, anti-espasticidad, calma los nervios, es refrescante.

Aplicación histórica: es interesante observar que las flores silvestres originales no tienen fragancia en absoluto. A través de la evolución natural y la reproducción sexual, hoy tiene un aroma único. Ylang-Ylang se ha utilizado en las camas de los recién casados en su noche de bodas. También se usa para el cuidado de la piel, para calmar las picaduras de mosquitos y el cuidado del cabello, para hacer que el cabello sea más grueso y brillante (se dice que controla la división de las puntas del cabello). Se ha utilizado para tratar calambres abdominales, estreñimiento, indigestión, dolor de Estómago y para regular la frecuencia cardíaca y la respiración.

Propiedades, gusto y meridianos: sabor picante, de naturaleza cálida;

pertenece al meridiano del corazón, riñón y bazo; Tiene el efecto de aliviar la depresión, enriquecer el yin y nutrir el riñón.

Recetas francesas: ansiedad, hipertensión arterial, depresión, diabetes, fatiga (mental), frigidez, alopecia, sibilancias (alivio), insomnio, palpitaciones y taquicardia.

Precauciones: el uso repetido en grandes cantidades puede causar alergia por contacto.

1.9 Toronja (Citras x Paradisi)

Género: Rutaceae (un híbrido entre pomelo y naranja dulce)

Método de extracción: Extracto de la piel mediante prensado en Frío.

Usos comunes: adicción (materias medicinales), inapetencia, control del apetito, apetito excesivo, celulitis, garganta seca, edema, cálculos biliares, resaca, hinchazón linfática, estrés mental, aborto (despúes), obesidad, comer en exceso, estrés laboral, síndrome premenstrual, pérdida de peso. Distensión muscular, estrés y desintoxicación.

Prescripciones: El uso tópico se puede aplicar directamente (sin diluir), directamente sobre la zona afectada o el punto de reflexión. Dado que el aceite esencial de pomelo tiene el mismo uso que otros aceites esenciales cítricos y, por lo tanto, requiere la no exposición directa a la luz solar. El aceite esencial de pomelo puede reemplazar a otros aceites esenciales cítricos, porque la fotosensibilidad del aceite esencial de pomelo en la piel no es tan fuerte como la de otros aceites esenciales cítricos.

Inhalación directa del aroma del aceite esencial; Tomar en forma de cápsula o úsar como saborizante al cocinar.

Propiedades: antidepresivo, esterilizante, favorece la diuresis, como estimulante tónico.

Propiedades, gusto y meridianos: sabor dulce, frescor en la naturaleza; pertenece al meridiano del bazo, Estómago e Hígado; Tiene el efecto de regular el Chi y el Estómago y promover la diuresis y la detumescencia.

Recetas francesas: celulitis, enfermedades digestivas, dispepsia, hinchazón linfática y retención de líquidos.

1.10 Melaleuca (melaleuca alternifolia)

Género: Myrtle (arbustos y árboles)

Método de extracción: se utiliza destilación al vapor para extraer de las hojas.

Usos comunes: acné, alergias, aneurismas, beriberi, bacterias, llagas, bronquitis, cándida, cavidad oral, caries dental, varicela, desintoxicación, herpes labial, resfriado (común), tos, cortes, dermatitis, eczema, picazón en los ojos, infecciones y dolor de oído, gripe, infección por hongos, enfermedad de las encías, hepatitis, herpes simple, urticaria, sistema inmunológico (provocación), infección de la herida, inflamación, tiña inguinal, piojo, estafilococo aureus resistente a la meticilina, paperas, infección de las uñas , conjuntivitis infecciosa, erupción cutánea, tiña, rubéola, sarna C, herpes zoster, shock, dolor de garganta, infección estafilocócica, quemaduras solares, aftas, infecciones vaginales, úlcera varicosa, infección por virus, verrugas y heridas.

Prescripciones: El uso local se puede aplicar directamente (sin diluir). Aplicar directamente sobre la zona afectada o sobre el punto de reflexión.

Difundir o absorber directamente la fragancia del aceite esencial; Tomar en forma de cápsula.

Propiedades: analgesia, antibacteriano, antifúngico, antiinfeccioso, antiinflamatorio, antioxidante, antiparasitario, desinfectante potente, antiviral, anti-relleno, digestivo, expectorante, estimulante del sistema inmunológico, insecticida, tónico nervioso, estimulante y regeneración tisular.

Aplicación histórica: Durante siglos, los aborígenes han tratado cortes, heridas e infecciones de la piel con phyllotreta (o árbol del té). Su capacidad de desinfección es 12 veces mayor que la del fenol y también tiene una fuerte capacidad de estimulación inmunológica.

Propiedades, gusto y meridianos: sabor amargo, frescor en la naturaleza; pertenece al meridiano del pulmón y del bazo; Tiene el efecto de aclarar la garganta, beneficiar los pulmones, ayudar a la salud y eliminar los malos espíritus.

Recetas francesas: beriberi, bronquitis, resfriado, tos, diarrea, influenza, enfermedad de las encías, erupción cutánea, cicatrización de la piel, dolor de garganta, quemaduras solares, amigdalitis, vaginitis y aftas.

Precauciones: el uso repetido en grandes cantidades puede causar alergia por contacto.

1.11 Sándalo (álbum Santalum)

Género: sándalo

Método de extracción: extraído de los árboles por destilación al vapor.

Usos comunes: afrodisíaco, dolor de espalda, coma, trastorno mental, miedo, cabello (sequedad), eructos, laringitis, meditación, esclerosis múltiple, erupción cutánea (sequedad), radiación ultravioleta, leucodermia, yoga.

Prescripciones: El uso local se puede aplicar directamente (sin diluir). Aplicar directamente sobre la zona afectada o sobre el punto de reflexión.

Difusión o inhalación directa del aroma del aceite esencial; Tomar en forma de cápsula.

Propiedades: antidepresivo, desinfectante, antitumoral, afrodisíaco, compacta la piel, calma los nervios, mitiga y nutre el cuerpo.

Aplicación histórica: El sándalo se utiliza tradicionalmente como incienso en las ceremonias religiosas. Promueve la meditación. Los egipcios usaban sándalo para la corrosión.

Propiedades, gusto y meridianos: sabor picante, de naturaleza cálida; pertenece al meridiano del bazo, Estómago, corazón y pulmón; Tiene el efecto de promover la circulación y calentar el jiao medio, apetitoso y alivia el dolor.

Recetas francesas: bronquitis (crónica), diarrea (refractaria), hemorroides y fístula.

1.12 Gaulteria (Gaultberia procumbens)

Género: Ericaceae (Photinia)

Método de extracción: se extrae benceno de las hojas mediante destilación al vapor.

Usos comunes: dolor de artritis, dolor de huesos, espolones óseos, lesión del cartílago, caspa, inflamación escapular, dolor articular, desarrollo muscular, dolor y rotador (dolor).

Recetas: Diluir en una proporción de 1: 1 (una gota de aceite esencial y una gota de aceite base) cuando se use. Aplicar directamente sobre la zona afectada o sobre el punto de reflexión. Solo se puede usar una pequeña cantidad localmente (diluida con aceite de coco fraccionado para una aplicación en áreas grandes).

Inhalación difusa o directa de aceite esencial.

Propiedades: analgésico, antiinflamatorio, antirreumático, anticonvulsivo, desinfectante, diuresis, como estimulante (óseo) y cálido corporal.

Aplicación histórica: la gaulteria tiene un aroma fuerte. A los indios americanos y a los primeros colonos europeos les gustaba beber una especie de té aromatizado con corteza de abedul o gaulteria. Solía ser considerado el sabor preferido de la cerveza de raíz (SIC), dijo Julia Lawless. El salicilato de metilo sintético se usa ampliamente como agente aromatizante, especialmente en cerveza de raíz, goma de mascar, pasta de dientes y otros productos. De hecho, los aceites esenciales reales solo se producen en pequeñas cantidades (en comparación con el uso generalizado de salicilato de metilo sintético), por lo que las personas que desean ser tratadas con gaulteria deben verificar la fuente para asegurarse de que tienen el aceite esencial real a mano y no uno sintético.

Propiedades, gusto y meridianos: sabor amargo y Frío por naturaleza; pertenece a los meridianos de pulmón y riñón; Puede enfriar la sangre y detener el sangrado, tratar el sangrado traumático, tratar las grietas de la piel y eliminar las cicatrices y los glóbulos de lípidos.

Recetas francesas: reumatismo, dolores musculares, calambres, artritis, tendinitis, hipertensión, inflamación.

Precauciones: utilizar con precaución durante el embarazo. No es adecuado para pacientes con epilepsia. Algunas personas pueden ser extremadamente sensibles al salicilato de metilo. Debe usarse en un área pequeña de la piel para evitar la sensibilidad antes de su uso.

1.13 Jengibre (Jengibre officinale)

Género: Jengibreaceae (jengibre).

Método de extracción: Extracción del rizoma por destilación al vapor.

Usos comunes: estenocardia, diarrea, flatulencia gastrointestinal, dispepsia, libido bajo, síndrome de dolor pélvico, fiebre reumática (dolor), artritis reumatoide, escorbuto, vértigo, vómitos.

Recetas: se puede utilizar directamente (sin diluir); diluido en una proporción de 1: 1 (una gota de aceite esencial y una gota de aceite base) para niños y personas con piel sensible. Aplicar directamente sobre la zona afectada o el punto de reflexión; Difundir o inhalar la fragancia del aceite esencial directamente, tomar en forma de cápsula y utilizar para dar sabor en la cocina.

Propiedades: desinfectante, diarreico, estimulante, nutritivo y calmante del cuerpo.

Aplicación histórica: el jengibre se usaba como especia en la antigüedad y se pensaba que era bueno para la digestión. Se utiliza en pan de jengibre (de la antigua Grecia hace 4.000 años), cocina egipcia (para ahuyentar epidemias), vino romano (por sus poderes afrodisíacos), té indio (para aliviar el dolor de Estómago) y suplementos (para fortalecer el corazón y aliviar la hinchazón de la cabeza). Los hawaianos nativos no solo lo usan para incienso en la ropa, cocinar y tratar la indigestión, sino que también lo usan en champús y aceites para masajes.

Propiedades, gusto y meridianos: sabor picante, de naturaleza ligeramente cálida; pertenece a los meridianos de pulmón, bazo y Estómago; Tiene el efecto de aliviar el resfriado, detener los vómitos, reducir la flema y aliviar la tos.

Recetas francesas: angina, prevención de enfermedades infecciosas, cocina, diarrea, flatulencia gastrointestinal, impotencia, dolores reumáticos, escorbuto y amigdalitis.

Precauciones: el uso repetido en grandes cantidades puede causar alergia por contacto. Evite la luz solar durante tres a seis horas después de su uso.

1.14 Bergamota (Citrus bergamia)

Género: Rutaceae (Citrus)

Método de extracción: prensado en Frío, destilación y eliminación de terpenos.

Usos comunes: boca inquieta (tranquila), angina, depresión abdominal, presión emocional, presión ambiental, infección, depresión mental, presión laboral, fuerza física, presión física, síndrome premenstrual, artritis reumatoide, sedación y alivio de la presión.

Prescripciones: el uso local se puede aplicar directamente (sin diluir). Aplicar en la frente, sienes, puntos reflejos o directamente sobre la zona afectada. También se puede utilizar como desodorante. Evitar la luz solar o la radiación ultravioleta dentro de las 72 horas posteriores a su uso.

Extender o inhalar directamente los aceites esenciales, da sabor a alimentos y bebidas.

Propiedades: analgésico, antisepsia (infecciones estreptocócicas y estafilocócicas), fúngico, antiinfeccioso, antiinflamatorio, antiparasitario, desinfectante, antiespasmódico, problemas digestivos, sedante y refrescante.

Aplicación histórica: los italianos utilizaron la bergamota para reducir la fiebre, prevenir la malaria y expulsar los parásitos intestinales.

Propiedades, gusto y meridianos: sabor dulce, fresco por naturaleza; pertenece al meridiano del Hígado, corazón y bazo; Tiene una variedad de funciones medicinales, como regular el Chi y resolver la flema, prevenir los vómitos y la hinchazón, calmar el Hígado y tonificar el bazo y el Estómago.

Recetas francesas: inquietud, pérdida de apetito, analgésico abdominal, depresión, indigestión, infección, inflamación, antihelmíntico, insomnio, parásitos intestinales, reumatismo, eliminación del estrés y cándida vaginal.

Precauciones: una gran cantidad de uso repetido puede provocar una alergia de contacto grave. Evite la luz solar o la radiación ultravioleta dentro de las 72 horas posteriores a su uso.

1.15 Pachulí (Pogoetemon cablin)

Género: Labiatae (Mentha)

Método de extracción: las hojas se extraen mediante destilación al vapor.

Usos comunes: diurético, fiebre, repelente de mosquitos y termitas.

Prescripciones: el uso local se puede aplicar directamente (sin diluir). Aplicar directamente sobre la zona afectada o sobre el punto de reflexión.

Difundir o inhalar la fragancia del aceite esencial directamente; Tomar en forma de cápsula.

Propiedades: antiinfeccioso, antiinflamatorio, fúngico, desinfectante, desintoxicante, reafirmante cutáneo, antiinflamatorio, desodorizante, diuresis, insecticida, irritante (aparato digestivo) y nutritivo.

Aplicación histórica: durante siglos, los asiáticos han utilizado el pachulí para tratar infecciones, reducir la fiebre, tensar la piel (y todo el cuerpo) y como agente desintoxicante para las picaduras de mosquitos y serpientes. También se ha utilizado en el El tratamiento del resfriado, dolor de cabeza, náuseas, vómitos, diarrea, dolor abdominal y ozostomía.

Propiedades, gusto y meridianos: sabor picante, de naturaleza ligeramente cálida; pertenece al meridiano del bazo, Estómago y pulmón; eliminando la Humedad con aromáticos, vómitos y alivia el calor del verano.

Recetas francesas: alergia, dermatitis, eczema, hemorroides y regeneración de tejidos.

1.16 Mirra (Commipbora myrrba)

Género: Oliviaceae (árboles y arbustos resinosos)

Método de extracción: extracción de goma / resina mediante destilación al vapor.

Usos comunes: piel agrietada, empastes, disentería, enfermedad de las encías. Enfermedad de Hashimoto, hipertiroidismo, infección, úlcera cutánea, marcas de embarazo, úlcera (duodeno), exudación de la herida.

Prescripciones: el uso local se puede aplicar directamente (sin diluir). Aplicar directamente sobre la zona afectada o sobre el punto de reflexión.

Difundir o inhalar la fragancia del aceite esencial directamente; dejar caer dos gotas debajo de la lengua o tomar en forma de cápsula.

Propiedades: antiinfeccioso, antiinflamatorio, desinfectante, antitumoral, tensor y nutritivo de la piel.

Aplicación histórica: la mirra se ha utilizado en rituales religiosos, como antiséptico y especiado, y para el El tratamiento del cáncer, la lepra y la sífilis. La mirra puede curar el herpes cuando se mezcla con cilantro y miel.

Propiedades, gusto y meridianos: sabor picante, amargo y plano por naturaleza; pertenece a los meridianos del corazón, Hígado y bazo; Tiene el efecto de eliminar la estasis, aliviar el dolor, reducir la hinchazón y generar músculo.

Recetas francesas: bronquitis, diarrea, disentería, hipertiroidismo, estrías, aftas, úlceras, aftas vaginales, hepatitis viral.

Precauciones: usar con precaución durante el embarazo.

1.17 Canela (Cinnamomum Zeylanicum)

Familia: Lauraceae (Laurus)

Método de extracción: extracto de la corteza mediante destilación al vapor de algas.

Usos comunes: bacterias en el aire, infección bacteriana, infección por mordedura, diabetes, diverticulitis C, infección por hongos, tónico general, sistema inmunológico (estimulación), infección, libido (baja), moho, protección pancreática, fatiga física, neumonía, fiebre tifoidea, infección vaginal, vaginitis, infección por virus y calentamiento corporal.

Recetas: antes del uso local, diluir una gran cantidad según la proporción de menos del 30% para adultos y 10% o incluso menos para niños.

Tener cuidado al utilizar la difusión: la inhalación directamente del difusor puede irritar la mucosa nasal; Usar para dar sabor al cocinar.

Propiedades: antibacteriano, antidepresivo, fúngico, antiinfeccioso (tracto intestinal, tracto urinario), antiinflamatorio, antimicrobiano, antioxidante, antiparasitario, desinfectante, antiespasmódico (leve), antiviral, estiramiento de la piel, estimulación del sistema inmunológico, agente purificante, estimulante de la libido y calienta el cuerpo. También puede mejorar la función y actividad de otros aceites esenciales.

Aplicación histórica: en la antigua China, esta especia más antigua se usaba en casi todas las recetas. Se utiliza como sedante y tónico para fortalecer el Estómago, así como para tratar la depresión y la insuficiencia cardíaca.

Propiedades, gusto y meridianos: sabor picante y dulce, calor en la naturaleza; pertenece al meridiano del riñón, bazo, corazón e Hígado; Tiene el efecto de tonificar el fuego y ayudar al Yang, hace que el fuego regrese a la fuente, dispersar el Frío y aliviar el dolor y calentar los meridianos.

Recetas francesas: estimulantes sexuales, infecciones tropicales, fiebre tifoidea, vaginitis.

Precauciones: Su uso repetido puede provocar una alergia de contacto grave.

1.18 Cardamomo (Elrtaria cardamomum)

Género: Jengibreaceae (jengibre).

Método de extracción: Extracto de semillas de plantas mediante destilación al vapor.

Usos habituales: tos, mantenimiento de una digestión sana, dolor de cabeza, inflamación, dolores musculares, náuseas y molestias respiratorias.

Prescripciones: aplicar sobre el punto de reflexión y / o directamente sobre la zona afectada. Diluir con aceite base y masajear en abdomen, plexo solar y muslo. Este aceite esencial es un excelente aceite de baño. Difundir o inhalar directamente la fragancia del aceite esencial.

Poner una gota de aceite esencial en la parte inferior de la lengua o tomar en una cápsula; Se utiliza como saborizante para cocinar o para preparar una bebida.

Propiedades: antibacteriano, antiinfeccioso, antiinflamatorio, desinfectante, antiespasmódico, afrodisíaco, empacho, favorece la digestión, diuresis, expectorante, fortalece el Estómago y nutre.

Aplicación histórica: En la antigüedad, el cardamomo se usaba para tratar la epilepsia, espasmos, parálisis, reumatismo, enfermedades cardíacas, todas las enfermedades intestinales, enfermedades pulmonares, fiebre, enfermedades del tracto digestivo y del tracto urinario. También neutraliza el persistente olor a ajo.

Propiedades, gusto y meridianos: sabor picante, de naturaleza cálida; pertenece a los meridianos de pulmón, bazo y Estómago; Tiene el efecto de eliminar la Humedad y promover el Chi, calentando el medio para detener los vómitos, el apetito y la digestión de los alimentos.

Capítulo III Aplicación de aceite esencial en aromaterapia en MC

Sección I La diferencia y el terreno común de la aromaterapia oriental y occidental

Hay conceptos comunes entre la aromaterapia oriental y occidental, por ejemplo, las dos se centran en utilizar material natural para tratar a los pacientes, sin embargo, los chinos usan la medicina china y los occidentales utiliza el aceite esencial. Por lo tanto, gente suele comparar las dos, que un aceite esencial solo equivale a una materia medicinal, mientras que un aceite esencial compuesto equivale a una prescripción, y el aceite base actúa en cierto modo como el agua necesaria para hacer una decocción. Además, las materias medicinales siempre deben usarlas procesadas y los aceites, deben ser extraídos. En la MC, la aromaterapia ayuda a la entrada de la medicina al cuerpo humano, que es igual como la aromaterapia occidental, aunque la otra emplea otros métodos.

También hay conceptos teóricos en común entre la aromaterapia oriental y occidental. La MC presta atención para mejorar el Chi positivo de los pacientes y enfatizar la integridad del cuerpo humano. La aromaterapia occidental también enfatiza el equilibrio entre la mente y el cuerpo y mejora la inmunidad para resistir las enfermedades. El aceite esencial es bueno como analgésico, antiflogístico y mejora el metabolismo, lo que puede tratar el sistema nervioso central para mejorar la inmunidad.

Por otro lado, también hay alguna diferencia entre la aromaterapia oriental y occidental. La MC es un tema que ha evolucionado a lo largo de la práctica clínica bajo la guía del materialismo y la dialéctica de chinos clásicos. Sin embargo, la aromaterapia occidental no tiene un sistema teórico completo. La función del aceite esencial también es diferente del material de MC original.

Se completa el sistema teórico de MC que tiene el concepto de guía de El tratamiento especial como la teoría de la manifestación visceral y el sistema de meridianos. Habrá un futuro brillante si combinamos la aromaterapia oriental y occidental.

1. Aplicaciones de aceites esenciales en la MC

Ya sea que elija la MC o el aceite esencial, es indispensable que la aromaterapia de la MC obedezca al sistema teórico de la MC y el El tratamiento debe basarse en la diferenciación del síndrome.

1.1 Puntos de vista de la MC sobre las hierbas medicinales aromáticas chinas.

1.1.1 JENGIBREIS RHIZOMA RECENS: raíz de Jengibre officinale Rosc. y cosecha en otoño e invierno.

Propiedades, gustos y meridianos: calor, tibio, pertenece al meridiano del bazo y del Estómago.

Función: aliviar el síndrome superficial y disipar el Frío. Disipador de flemas para aliviar la tos. Es eficaz para el resfriado común con síndrome de viento-Frío.

Recetas: El tratamiento del resfriado común con síndrome de viento-Frío con hoja de perilla.

Precauciones: los pacientes con deficiencia de yin y calor interno tienen prohibido tomarlo.

Farmacología: previene los vómitos, protege las mucosas, inhibe la hipersensibilidad retardada.

Historia: Jengibre se extendió a Europa desde el sudeste asiático en el siglo I d.C. Las personas comían Jengibre para curar enfermedades al principio, luego las personas usaban Jengibre para hacer pan y dulces en el siglo XVIII en Europa.

Los chinos comían Jengibre 500 años antes de Cristo. El amor de Confucio comía Jengibre y Confucio creía que comer Jengibre podía mantener la salud y la longevidad. De lo contrario, la venta de Jengibre podría obtener muchas ganancias.

1.1.2 OLIBANUM: El incienso, también llamado olibanum, es una resina aromática utilizada en incienso y perfumes, obtenida de árboles del género Boswellia en la familia Burseraceae, particularmente Boswellia sacra (sinónimo: B. carteri, B. thurifera, B. bhaw -dajiana), B. frereana y B. serrata (incienso indio).

Propiedades, sabores y meridiano: calor, amargo, cálido, pertenece al meridiano del corazón y del bazo.

Función: promover la granulación con sangre y aliviar el dolor. Es eficaz para las molestias en el pecho, dismenorrea, artralgia causada por patógenos Fríos y lesiones traumáticas.

Recetas: tratar el dolor de Estómago con angélica china, tratar la dismenorrea con mirra, las lesiones traumáticas con mirra y angélica china.

Precauciones: las mujeres embarazadas y las personas con deficiencia de Estómago deben tomarlo con precaución.

Farmacología: alivia el dolor y la inflamación, calma los nervios, antibacteriano y antiviral.

Historia: Olibanum es el regalo que los tres sabios reciben de Jesús en la Biblia del Agujero. La gente cree que Olibanum puede expulsar a los espíritus malignos. En investigaciones científicas recientes, los expertos encuentran que Olibanum puede tratar el cáncer. En la antigüedad, Olibanum era popular en las actividades religiosas. En la dinastía Tang y Song, Olibanum era popular en la alta sociedad y China importaba mucho Olibanum de Omán.

1.1.3 MIRRA: La mirra del árabe, es la resina aromática de varias especies de árboles pequeños y espinosos del género Commiphora, que es un aceite esencial denominado oleorresina. La resina de mirra es una goma natural.

Propiedades, sabores y meridiano: calor, amargo, pertenece al meridiano del Hígado y del bazo.

Función: promover la granulación con sangre y aliviar el dolor. Es eficaz para las molestias en el pecho, dismenorrea, artralgia causada por patógenos Fríos, y lesiones traumáticas.

Recetas: es eficaz para tratar el dolor de Estómago con angélica china, tratar la dismenorrea con mirra, las lesiones traumáticas con mirra y angélica china.

Precauciones: las mujeres embarazadas y las personas con deficiencia de Estómago deben tomarlo con precaución.

Farmacología: hipolipemiante, previene la formación de placa aterosclerótica en la íntima, antineoplásica, antisepsia y antiinflamatoria, inhibiendo la contracción del músculo liso uterino.

Historia: La mirra es popular en el budismo que se produce en Etiopía y Arabia. En la Biblia del agujero, la mujer utilizaba mirra para limpiarse y Jesús bebió vino de mirra hecho por los discípulos para aliviar el dolor cuando Jesús fue crucificado. En el *Compendio de Materia Médica*, la mirra es la colofonia negra del árbol de la mirra.

1.1.4 RADIX ANGELICAE SINENSIS: la raíz de Angélica china (Oiv.) Dils y cosecha a finales de otoño. Retirar las raíces fibrosas y el sedimento, envolver después de la evaporación del agua y secar al fuego lentamente.

Propiedades, sabores y meridiano: dulce, picante, cálido, pertenecen al meridiano del Hígado, corazón y bazo.

Función: generar sangre y tonificar la circulación sanguínea, regular la menstruación y aliviar el dolor y relajar los intestinos. Es eficaz para trastornos menstruales, bloqueo intestinal, artralgias causadas por patógenos Fríos y lesiones traumáticas.

Recetas: El tratamiento de trastornos menstruales, metrorragia y metrostaxis con rizoma de apio de Sichuan.

Precauciones: los pacientes con exuberancia interna y diarrea tienen prohibido tomarlo.

Farmacología: relaja el músculo liso bronquial, inhibe las plaquetas sanguíneas para liberar TXA2, previene la función del músculo liso uterino e inhibe el sistema nervioso central.

Historia: en *Clásico de Materia Médica del Agricultor Divino*, Angélica china es el medicamento intermedio que puede ayudar a la sangre y Angélica china es buena para tratar la ginecopatía. Los médicos de la MC creen que la sangre es el material esencial para la mujer. Angélica china puede mantener a la mujer en buen estado de salud enriqueciendo la sangre.

1.1.5 SANTALIALBILIGNUM: tronco de duramen seco de Santalumalbum.

Propiedades, sabores y meridiano: picante, cálido, pertenecen al meridiano del bazo, Estómago, corazón y pulmón.

Función: calentar el Estómago para activar el flujo de Chi y aliviar el dolor.

Precauciones: los pacientes con hiperactividad del fuego por deficiencia de yin tienen prohibido tomarlo.

Recetas: El tratamiento del malestar en el pecho con fruto de amomum velloso, cólera con síndrome de resfriado con raíz de costo verdadero común.

Farmacología: antineoplásica y estimulante del metabolismo.

Historia: Santalumalbum es el aroma esencial de MC que puede aliviar la presión y aumentar la inmunidad del cuerpo. El aroma de Santalumalbum es fresco y tranquilo, lo que es bueno para la salud. Santalumalbum es la medicina especial que puede conectar el mundo realista y el paraíso en el budismo.

1.1.6 AMOMI FRUCTUS ROTUNDUS: fruto de Amomum krawanh Pierre ex Gagnep o Amomumcompactum Soland ex Maton. Se divide en cardamomo original y cardamomo blanco de Indonesia en términos de lugar de origen.

Propiedades, sabores y meridiano: picante, cálido, pertenecen al meridiano de pulmón, Estómago y bazo.

Función: resolver la Humedad y regular el Chi, calentar el Estómago y prevenir los vómitos, aumentar el apetito y mejorar la digestión. Es eficaz para la anorexia, vómitos con síndrome de Frío-húmedo.

Recetas: El tratamiento de la anorexia con hierba de pachulí cablin y cáscara de mandarina seca, vómitos con síndrome Frío-húmedo con fruto de amomum velloso y raíz de regaliz.

Uso y dosificación: decocción, 3-6 gramos, decocción posterior.

Precauciones: las personas con deficiencia de Yin y sequedad sanguínea deben tomarlo con precaución.

Farmacología: previene el asma, tonifica el Estómago y expulsa el viento.

Historia: la gente llamaba a las hermosas adolescentes Amomum krawanh en la antigüedad.

1.1.7 POGOSTEMONIS HERBA: la parte superior y seca de las plantas labiáceas de Pogostemon cablin (Blanco) Benth. Cosechar cuando las hojas estén en plena floración, secarlas al sol y cubrirlas bien durante la noche.

Propiedades, sabores y meridiano: picante, menos cálido, pertenecen al meridiano de pulmón, Estómago y bazo.

Función: eliminar patógenos turbios, calentar el Estómago, prevenir los vómitos y disipar el calor del verano.

Prescripciones: El tratamiento de la anorexia con rizoma de atractylodes y corteza de magnolia oficinal, síndrome de Frío con calor de verano con raíz de escutelaria y hierba de ajenjo virgen.

Uso y dosificación: 3-10g, decocción.

Precauciones: las personas con deficiencia de Yin tienen prohibido tomarlo.

Farmacología: acelera la secreción gástrica y mejora la digestión, libera los espasmos del Estómago e intestinos, efecto antiséptico y antibacteriano.

Historia: Pogostemon cablin fue traído a China desde países del sudeste asiático en la dinastía Song y cantonés para tratar las náuseas y los vómitos con Pogostemon cablin en primer lugar. Cantonés comenzó a cultivar Pogostemon cablin hace 1000 años.

1.1.8 CINNAMOMI CORTEX: corteza seca de Canela Presl, cosechar en otoño y secar a la sombra.

Propiedades, sabores y meridiano: picante, dulce, pertenecen al meridiano de riñón, bazo, corazón e Hígado.

Función: tonificar el fuego y el Yang, devolver el fuego a su origen, resolver el Frío y aliviar el dolor, calentar y hacer circular los canales y meridianos.

Recetas: insuficiencia de riñón, impotencia y Frío en el útero debido a la disminución del Fuego de la puerta vital (Mingmen), Frío y dolor en cintura y rodillas, flujo seminal y enuresis, nicturia con acónito, raíz de rehmannia preparada y Cornus officinalis. Curación de la depresión del Yang de pecho, dolor de corazón y de pecho debido a la invasión del Frío con acónito, jengibre seco y raíz del levístico de Sichuan; El tratamiento de la frialdad e insuficiencia de los canales de Chong y Ren, menostasis y dismenorrea con angélica china, levístico de Sichuan y comino. El tratamiento del Frío y Humedad con angelicae pubescentis, loranthus parasiticus y eucommia ulmoides. Cura la deficiencia renal, disnea por deficiencia, sudoración, palpitaciones, insomnio, pulso débil debido a la flotación hacia arriba del yang vacío con cornejo, schisandra y concha de ostra.

Uso y dosificación: decocción y horneado, 1-5g, o tomar 1-2g cada vez después de molerlo en polvo.

Precauciones: en paciente con deficiencia de Yin, exceso de calor, en pacientes propensos a sangrar y en mujeres embarazadas deben tomarlo con precaución. No se puede prescribir con halloysita roja.

Farmacología: antineoplásico, calmante, liberador del dolor y de la fiebre, así como anticonvulsivo.

Historia: En *Clásico de Materia Médica del Agricultor Divino*, la canela es el medicamento que puede enriquecer el Chi, suavizar las articulaciones y promover la longevidad. Por ello, Canela es la especia esencial, el emperador come carne cocinada con Canela. Y Canela hizo una buena promoción para el comercio mundial de especias.

1.1.9 BERGAMOTA: fruto de Citrus medica L. var. sarcodactylis Swingle, su carpelo se separa en la madurez y parecen dedos.

Propiedades, gustos y meridiano: Frío, pertenece al meridiano del Hígado, corazón y bazo.

Función: calentar el Estómago y nutrir el Hígado, evita los vómitos. Es eficaz para tratar la traqueítis, el asma y la dispepsia.

Uso y dosificación: decocción y para tomar por vía oral, 1.5-2.5 gramos, o preparar en forma de té.

Precauciones: En mujeres embarazadas está prohibido tomarlo.

Farmacología: Antineoplásica, antivirus y antidepresiva.

Historia: La bergamota es popular por su forma de mano del Bodhisattva en el budismo. En la dinastía Song, los chinos comenzaron a cultivar bergamota. La bergamota puede fortalecer el bazo y el Estómago, y se puede cocinar con arroz y azúcar.

1.1.10 FLOR DE NARANJA AMARGO DE CITRUS AURANTIUM: capullo seco de Citrus aurantium L.war. amara Engl. Recoger la flor en capullo en una mañana soleada después de que se haya secado el rocío y secarla a fuego bajo.

Propiedades, sabores y meridiano: picante, dulce, amargo menor.

Función: regular el Chi, armonizar el Estómago y prevenir los vómitos. Es eficaz para la anorexia y los vómitos. El tratamiento de dieta, náuseas y vómitos, rugido de pecho, dolor y distensión abdominal.

Recetas: es un auxiliar para consolidar el efecto adelgazante cuando se toma con vitamina B y C, reduciendo la reacción adversa y mejorando la inmunidad.

Uso y dosificación: decocción y tomar por vía oral, 1,5-2,5 g. o beber como un té.

Precauciones: las mujeres embarazadas no son aptas para tomarlo.

Farmacología: antibacteriana y antiviral.

Historia: Los chinos ya extrajeron el aceite esencial de Daidaihua mediante la destilación en la dinastía Song. En la antigüedad, el aceite esencial de Daidaihua es tan apreciado que solo las personas ricas pueden poseerlo.

1.1.11 PERILLAEFOLIUM: hojas secas (con rama tierna) de Perillafrutescens (L.) Britt. Cosecha en verano cuando el follaje sea abundante, retirar las impurezas y secar al sol.

Propiedades, sabores y meridiano: picante, cálido, pertenecen al meridiano de pulmón y bazo.

Función: resolver el exterior y disipar el Frío, armonizar el Estómago y regular el Chi. Tratar el resfriado, la tos, los vómitos, los vómitos durante el embarazo, la intoxicación por pescado y cangrejo.

Recetas: trate el viento Frío y la fiebre con Levístico de Sichuan y mandarina seca. Curar la suspensión gestacional con Levístico de Sichuan, mandarina seca y Angélica china.

Precauciones: no es adecuado para pacientes con enfermedad cálida y deficiencia de Chi.

Farmacología: tiene el efecto de elevar el azúcar en sangre y disminuir los lípidos en sangre, controlar la agregación plaquetaria, disminuir los lípidos neutros en la sangre, eliminar el colesterol, mejorar la memoria e inhibir las reacciones alérgicas.

Historia: Hace 2000 años, los chinos comenzaron a cultivar Perillafrutescens. En verano, Perillafrutescens es popular porque puede tratar la fiebre y fortalecer el Estómago. La famosa imagen de River Scene en el Festival de Qingming muestra a un empresario que vende refrescos de Perillafrutescens en el mercado.

1.1.12 ROSACENTIFOLIA: rosa grande, dulce, rosa o rojo pálido, flor violeta de R. centifolia

Distribución: originaria del norte de Persia.

Propiedades, gustos y meridiano: dulce, un poco amargo y cálido, pertenecen al meridiano del Hígado y del bazo.

Función: dispersar el Chi del Hígado estancado, regular la circulación sanguínea y eliminar la estasis sanguínea, disipar el viento y eliminar la Humedad. Es eficaz para los dolores de Estómago y de Hígado, la falta de apetito y los vómitos, los trastornos menstruales y los golpes y caídas.

Recetas: tratar la depresión hepática, malestar torácico, trastornos hepáticos y estomacales, distensión y dolor abdominal, eructos con flores blancas y fructus citri sarcodactyli. Recetar con pericarpium citri reticulatae viride, hoja de mandarina, fruta toosendan para el dolor y distensión mamaria antes de la menstruación. También puede armonizar la sangre y disipar la estasis sanguínea, tratar trastornos menstruales, traumatismos y hematomas con Angélica china, Levístico de Sichuan y herba lycopi.

Precauciones: la mujer embarazada debe tomarlo con precaución.

Farmacología: antidepresivo, antiflogosis, antimicrobiano, mata bacterias, antivirus, aumento de la menstruación, hemostasia, El tratamiento de la hepatopatía y sedación.

Historia: los chinos comenzaron a cultivar la rosa Centifolia en la dinastía Han. Tiene una buena función en el El tratamiento de enfermedades hepáticas, cardíacas, dermatológicas y del sistema digestivo. Cleopatra y Yang Guifei aman la rosa Centifolia, que tiene la función de mantener la belleza y mantener la juventud. La rosa de Cleopatra también puede liberar presión y tratar la ginecopatía que se puede cocinar o extraer para obtener aceite esencial. La rosa de Cleopatra es también una importante materia prima del perfume. En la dinastía Song, los chinos aprendieron a hacer perfumes con rosas de a bordo.

Sección II El tratamiento de aromaterapia de MC para

enfermedades comunes

1. Frío

Los pacientes pueden toser, estornudar, tener fiebre y tener dolor de cabeza cuando se enfrían. Hay varios tipos diferentes de Frío, como viento-Frío, viento-calor, Humedad y los cambios anormales de clima y la pestilencia también pueden provocar Frío.

El pulmón es el lugar de la enfermedad del Frío, y las principales funciones fisiológicas del pulmón son intercambiar gases y controlar la respiración. Las personas se enfrían cuando son atacadas por un factor patógeno y sus pulmones no pueden controlar la dispersión y el descenso.

1.1 Viento-Frío:

1.1.1 Hierbas sofocantes y humeantes:

Ingredientes: 7 gránulos de pimiento y Clavo con una cantidad adecuada de tallo de cebolla.

Eficacia: disipar el viento y eliminar el Frío, inducir el sudor y disipar males exógenos.

Uso: hervir las hierbas con agua, luego poner el líquido en la estufa o lámpara de aroma para endurecer y humedecer la cara.

1.1.2 Insertar medicamento en la nariz:

Ingredientes: 3 gramos de raíz de angélica, 0,6 gramos de borneol.

Eficacia: disipar el viento y eliminar frio, desbloquear el orificio tapado y aliviar el dolor.

Uso: molerlos hasta obtener un polvo fino y guardarlos en una botella sellada. Adoptando la cantidad adecuada de polvo medicinal y envolviendolo con algodón absorbente, insertándolo en cada agujero de la nariz durante 30 minutos por turnos. 3 veces al día y 3 días para cada curso de El tratamiento.

1.1.3 Compresa medicinal caliente:

Ingredientes: 10 gramos de hoja de morera, crisantemo, menta y jengibre fresco, 20 gramos de fructus forsythia, 6 gramos de ramita de casia y un trozo de cebolla verde.

Eficacia: disipar el viento y eliminar el Frío, inducir el sudor y disipar males exógenos.

Uso: triturar todas las hierbas y empaquetarlas en 2 bolsas de tela y hervir 20 minutos, tomar una de las bolsas medicinales para planchar el cuello, los hombros y la espalda, luego cambiar otra bolsa por turnos. 30-40 minutos por cada vez, dos veces al día y 3 días por cada ciclo de El tratamiento. También se puede aplicar el líquido medicinal para lavar cada parte del cuerpo para mejorar el El tratamiento.

1.1.4 Aromaterapia:

Ingrediente: 1 gramo de albahaca dulce, progesterona cablin y bergamota, 2 gramos de naranja dulce.

Uso: inhalación de vapor, masaje con aceite base.

Punto de acupuntura a juego: jianjing, fengchi y beishu.

1.2 Frío con calor húmedo de verano

1.2.1 Hierbas sofocantes y humeantes:

Ingrediente: 12 gramos de hierba mosla china, hoja de perilla, Pachulí y Mangnolia officinalis respectivamente, 10 gramos de soja fermentada y raíz de notopterygium.

Eficacia: disipa el calor del verano y resuelve el exterior, eliminando la Humedad para regular el Estómago.

Uso: hervir el medicamento 10 minutos con 2000 mililitros de agua, tomar 1000 mililitros de agua medicinal de lixiviación colocada en un recipiente de vidrio o porcelana, cubrir la cabeza y el recipiente con una toalla grande, inhalar y exhalar por la boca y la nariz alternadamente durante 5 a 10 minutos. Dos veces al día y 3 días por curso de El tratamiento.

1.2.2 Aromaterapia:

Receta I

Ingrediente: 2 gotas de aceite de árbol de té, niaouli y geranio respectivamente, 4 gotas de eucalipto y 10 mililitros de aceite de semilla de camelia.

Uso: masaje con aceite medicinal.

Punto de acupuntura a juego: laringe, Yingxiang y antebrazo.

Receta II

Ingrediente: 2 gotas de pimienta negra, jengibre y clavo respectivamente, 3 gotas de aceite de árbol de té.

Modo de empleo: emulsionar 5 minutos con una cucharada de leche y remojar los pies.

Eficacia: alivia el dolor y la fiebre, regula la circulación sanguínea y alivia el dolor muscular.

Receta III

Ingredientes: 2 gotas de menta, 3 gotas de niaouli y lavanda cada una, 1 gota de canela y clavo respectivamente.

Uso: conciliar todas las hierbas y ponerlas en agua caliente, luego oler, aplicar en la planta del pie y remojar los pies para promover la sudoración.

Punto de acupuntura a juego: reconciliación con aceite portador y raspado del meridiano de pulmón.

2. Insomnio

El insomnio, es un trastorno del sueño en el que hay una incapacidad para conciliar el sueño o permanecer dormido todo el tiempo que se desee durante mucho tiempo. Los médicos de la MC piensan que el factor principal que causa el insomnio es un ataque por factores patógenos externos y cambios anormales de las emociones.

Manifestación clínica y aromaterapia:

2.1 Depresión hepática que se transforma en fuego: insomnio, temperamento irritable, falta de apetito, sed, cara enrojecida y ojos congestionados, estreñimiento con heces amarillas, lengua roja y capa amarilla y pulso de cuerda

Aceite esencial apropiado: pogostemon cablin, mejorana, hinojo dulce, palmarosa, salvia sclarea, manzanilla romana y lavanda.

Uso: aromaterapia, baño, raspado y masaje.

Punto de acupuntura a juego: danzhong, zhangmen, qimeng, taichong, neiguan y shenmeng.

2.2 Exceso de fuego por deficiencia de Yin

Síntomas: insomnio, palpitaciones, mareos y acúfenos, amnésico y somnolencia, sensación de calor en el pecho, palmas y plantas de los pies, lumbares y rodillas doloridas y débiles, lengua roja y poca capa, pulso fino, rápido y lento.

Aceite esencial apropiado: rosa, jazmín, sándalo, incienso, manzanilla romana, lavanda, palo de rosa, jengibre y albahaca.

Uso: aromaterapia, baño, pegado y masaje.

Punto de acupuntura a juego: shengshu, mingmeng, yongquan, qihai y guanyuan.

2.3 Deficiencia corazón-bazo

Síntomas: insomnio y ensoñación, facilidad para despertarse, dificultad para conciliar el sueño, palpitaciones, miembros fatigados y falta de fuerza, rostro pálido e insípido, lengua pálida y capa fina, pulso fino, rápido y lento.

Aceite esencial apropiado: foeniculum vulgare dulce, bergamota, naranja dulce, palo de rosa, lavanda, flores aurantia y sándalo.

Uso: aromaterapia, baño, pegado y masaje.

Punto de acupuntura a juego: zhongwan, tianshu, zusanli, neiguan, shenmeng y sanyingjiao.

2.4 Flema-calor acosando el interior del cuerpo

Síntomas: sueño inquieto, vejación y ensoñación, opresión en el pecho y distensión del Estómago, poco apetito, sabor amargo y abundante flema, mareos, lengua roja, capa amarilla viscosa, pulso resbaladizo o pulso rápido y resbaladizo.

Aceite esencial apropiado: eucalipto, naranja dulce, limón, ciprés, cedro, enebro, romero y bergamota.

Uso: aromaterapia, baño, pegado y masaje.

Punto de acupuntura a juego: neiguang, fenglong, zusanli, shenmeng, pishu, weishu, baliao.

2.5 Vacuidad del Chi de la vesícula biliar del corazón.

Síntomas: insomnio y pesadillas, fácil despertar, palpitaciones y timidez vesicular, susceptibilidad al susto, lengua pálida y pulso fino.

Aceite esencial apropiado: albahaca, enebro, lavanda, manzanilla romana, romero, geranio rosa

Uso: aromaterapia, baño, pegado y masaje.

Punto de acupuntura a juego: xinshu, ganshu, danshu, zusanli, sanyingjiao, shenmen y neiguang.

3. Dolor abdominal

El dolor abdominal es un síntoma común asociado con trastornos transitorios o enfermedades graves. Diagnosticar la causa del dolor abdominal puede ser difícil, porque muchas enfermedades pueden causar este síntoma, como pancreatitis aguda, íleo e intestino irritable, etc. Los médicos de la MC piensan que es un síndrome de deficiencia que los pacientes están con presión abdominal con dolor opuesto al exceso, síndrome.

3.1 Dolor abdominal con síntoma de resfriado

Ingrediente: 6 gramos de fructus evodiae e hinojo cada uno.

Eficacia: disipar el Frío y aliviar el dolor.

Uso: moler el medicamento en polvo, saltear con alcohol y ponerlo en el ombligo una vez al día de 1 a 2 días.

3.2 Dolor abdominal con estancamiento de Qi

Ingredientes: 10 gramos de hinojo, pimiento, rhizoma corydalis, incienso, fruto de naranja inmaduro y corteza de magnolia oficinal respectivamente.

Eficacia: regular el flujo de Chi y aliviar el dolor.

Uso: triturar el medicamento en polvo, tomar 1-2 gramos de polvo con 10 gotas de agua y pegarlo en el vientre una vez al día.

3.3 Aromaterapia:

Receta I:

Ingrediente: 3 gotas de menta y manzanilla cada una, 2 gotas de lavanda y 10 mililitros de aceite base.

Uso: aplicar al Estómago después de mezclar todo el medicamento de manera uniforme y masajear el vientre en el sentido de las agujas del reloj.

Receta II:

Ingredientes: 3 gotas de mejorana, 2 gotas de menta, hinojo y nuez moscada respectivamente, agregando 10 mililitros de aceite base.

Uso: mezclar y pegar en la zona de reflexión del pie.

3.4 Dolor abdominal infantil con síntoma de resfriado

Ingrediente: helenio

Ingredientes: 30 gramos de helenio e hinojo de cada uno y 15 gramos de canela.

Eficacia: disipar el Frío y aliviar el dolor.

Uso: triturar el medicamento en polvo, freírlo y ponerlo en una bolsa de tela, luego amasar repetidamente en la región umbilical.

3.5 Estancamiento de Chi y estasis sanguínea dolor menstrual por útero congelado, húmedo-Frío

compresa caliente:

Ingrediente: 12 gramos de rizoma de nutgrass galingale, 10 gramos de rizoma corydalis, 9 gramos de ramita de casia, 6 gramos de raíz de costo verdadero común, 8 gramos de canela, 20 gramos de tallo suberecto de spatholobus.

Eficacia: disipar el Frío, calentar los canales, regular el Chi y aliviar el dolor.

Uso: triturar el medicamento y pegarlo en la región púbica, luego calentar la moxibustión. Los pacientes con estancamiento de Chi y estasis sanguínea pueden agregar 12 gramos de nuez y 10 gramos de raíz de peonía roja y pegarlo en Guanyuan y Mingmen. Si los pacientes sufren de congelación fría-húmeda, añadir 12 gramos de foeniculum vulgare, 6 gramos de polen typhae y aplicarlo sobre pars sacralis y ombligo.

El tratamiento de baño de pies:

Ingrediente: 20 gramos de hierba madre, rhizoma cyperi, incienso, mirra y tallo cuadrado, respectivamente.

Eficacia: eliminar la estasis sanguínea y regular el Chi.

Uso: hervir el medicamento con 2000 mililitros de agua, luego remojar los pies con el agua medicinal hervida 15-20 minutos una vez al día y repetir de 3 a 5 veces sucesivamente.

3.6 Dismenorrea con resfriado congelante

El tratamiento de compresión del ombligo:

Ingredientes: 50 gramos de angélica china, fruta medicinal evodia, canela, asari sieboldii y mirra respectivamente, 3 gramos de alcanfor en polvo.

Eficacia: nutre la sangre y calienta los canales, tonifica la circulación sanguínea y alivia el dolor.

Uso: hervir angélica china, fructus evodiae, corteza de cassia y asari sieboldii dos veces, luego mezclar el fármaco de extracción con alcohol al 95%, aplicar 3 gramos en el ombligo antes de la menstruación, retirarlo 3 días después de la menstruación, una vez al mes y aplicar sucesivamente hasta curar o hasta aliviar el dolor.

Aromaterapia

Receta I:

Ingrediente: 1 gota de manzanilla alemana, manzanilla romana y ciprés, 3 gotas de mejorana y 10 mililitros de aceite base.

Uso: masajear el abdomen, Guanyuan, Sanyuejiao y Zusanli en el sentido de las agujas del reloj 5 minutos, luego aplicar una toalla caliente sobre el abdomen.

Receta II:

Ingrediente: 1 gota de lavanda y 1 de sándalo, 2 gotas de esclarea, rosa y cananga odorata respectivamente, agregando 10 mililtros de onagra.

Uso: masajear el abdomen, Guanyuan, Sanyuejiao y Zusanli en el sentido de las agujas del reloj 5 minutos, una vez por la mañana y una vez por la noche.

4. Dolor de cabeza

El dolor de cabeza está en la región de la cabeza o el cuello. Puede ser un síntoma de varias afecciones diferentes de la cabeza y el cuello. El dolor de cabeza puede deberse a una amplia gama de motivos tanto benignos como más graves.

En la dinastía Shang, los chinos describen el dolor de cabeza en la inscripción del hueso del oráculo. Los médicos de MC sostienen la opinión de que el dolor de cabeza crónico recae fácilmente y se cura con dificultad, el dolor de cabeza normal se puede curar fácilmente, sin embargo, cuyo síntoma es más grave que el crónico. Existen diferentes tipos de dolor de cabeza como el dolor de cabeza por deficiencia de Chi, el dolor de cabeza por deficiencia de sangre y el dolor de cabeza con síndrome de flema síncope cuya patogenia es de causa interna. Y los seis xantógenos climáticos pueden ser la causa externa del dolor de cabeza.

Terapias:

4.1 Dolor de cabeza por viento-Frío

Síntomas: el dolor de cabeza es agudo y grave al principio, la cabeza se siente como quebrada y el dolor se extiende hacia el cuello y la espalda, aversión al viento y al Frío, capa fina y blanca, pulso apretado y flotante y ausencia de sed.

El tratamiento: calmar el viento y disipar el Frío.

Compresa caliente:

Ingredientes: 3 gramos de rhizoma typhonii y levístico de Sichuan cada uno con un trozo de tallo de cebolla galesa.

Eficacia: disipar el viento Frío y aliviar el dolor.

Uso: triturar el medicamento hasta convertirlo en polvo y triturar el tallo de la cebolla galesa, agregar rhizoma typhonii y levístico de Sichuan, luego esparcirlo en una hoja de papel y pegar en cada lado de la sien.

Baño y vapor:

Ingrediente: 12 gramos de raíz de notopterygium y raíz de angélica cada uno, 10 gramos de levístico de Sichuan, cártamo, radix saposhnikoviae y ligusticum sinense oliver respectivamente.

Eficacia: disipar el viento Frío y aliviar el dolor.

Uso: hervir la medicina y lavar la cabeza con el agua medicinal hervida.

Oler

Ingrediente: cantidad adecuada de raíz ramificada de acónito común y lana de moxa.

Eficacia: calentar canales, disipar el Frío y aliviar el dolor.

Uso: mezclar todo el medicamento y ponerlo en una botella, luego oler el medicamento.

4.2 Dolor de cabeza por viento-calor

Síntoma: el dolor de cabeza es agudo y grave, la cabeza se siente como hinchada e incluso da la sensación de romperse, fiebre o aversión al viento, sed, cara y ojos rojos, estreñimiento y heces amarillas, lengua roja y capa amarilla, pulso flotante.

El tratamiento: viento y limpieza del calor.

Compresa caliente:

Ingrediente: 10 gramos de raíz de sophora vietnamita, raíz de angélica dahuriana y fruta de jazmín respectivamente, 6 gramos de menta.

Eficacia: disipar el viento, eliminar el calor y aliviar el dolor.

Uso: triturar el medicamento en polvo y mezclarlo con té fuerte, aplicar en la sien.

4.3 Dolor de cabeza por la Humedad del viento

Síntoma: Cabeza pesada como envuelta, extremidades pesadas e incómodas, opresión en el pecho e ingesta tórpida, micción inhibida y heces delgadas y descuidadas, lengua blanca viscosa y pulso empapado.

El tratamiento: disipar el viento y eliminar la Humedad.

El tratamiento de fumigación y baño:

Ingrediente: 20 gramos de rizoma de notopterygium incisa, 15 gramos de radix saposhnikoviae, 10 gramos de ramita de cassia, raíz de peonía roja, levístico de Sichuan, schizonepeta y jengibre respectivamente.

Eficacia: disipar el viento, eliminar la Humedad y aliviar el dolor.

Uso: hervir el medicamento y lavarse la cabeza, 1-2 veces al día.

4.4 Dolor de cabeza causado por hiperactividad del Hígado-Yang

Síntoma: distensión y dolor de cabeza con vértigo, malestar, cara roja, boca amarga, tinnitus con dolor en hipocondrios, intranquilidad del sueño, lengua roja con capa fina y amarilla, pulso de cuerda con vitalidad.

El tratamiento: calma el Hígado y somete al yang.

Pegado

Ingrediente: 15 gramos de fructus evodiae y crisantemo cada uno con el vinagre apropiado.

Eficacia: calma el Hígado y seda el viento.

Uso: triturar el medicamento en polvo, mezclar todo el medicamento con vinagre y comprimirlo en los pies Yongquan, una vez al día y 2 semanas como curso de El tratamiento.

Aromaterapia

Receta I:

Ingrediente: 3 gotas de menta, 2 gotas de romero y lavanda cada una con 5 mililitros de aceite base.

Uso: aplicándolo en la sien y Fengchi.

Receta II:

Ingrediente: 3 gotas de lavanda y 2 gotas de limón con 200 mililitros de agua tibia.

Uso: esparcirse por la frente y la nuca varias veces.

5. Varicela

La varicela es una enfermedad muy contagiosa causada por una infección primaria por el virus varicela zóster. Por lo general, comienza con una erupción cutánea vesicular principalmente en el cuerpo y la cabeza, más que en las extremidades. El sarpullido se convierte en marcas de viruela que pican y que se curan en su mayoría sin dejar cicatrices. Los chinos describen la varicela llamada ShuiPao por primera vez en el libro de medicina de la dinastía Song.

El tratamiento:

Receta I:

Ingredientes: 50 mililitros de agua de flores de manzanilla e agua de flores de árbol de té cada uno, 1 gota de manzanilla romana, lavanda y árbol de té respectivamente y 2 gotas de incienso.

Uso: rociar sobre la parte afectada después de agitarla uniformemente.

Receta II:

Ingredientes: 1 gota de manzanilla y árbol de té cada uno con 50 mililitros de agua de flores de manzanilla.

Modo de empleo: mezclar todo el aceite esencial y tomar un baño.

6. Rinitis (rinitis alérgica)

La rinitis es la irritación e inflamación de la membrana mucosa dentro de la nariz. Los síntomas comunes de la rinitis son congestión, secreción y goteo nasal. El tipo más común de rinitis es la rinitis alérgica, que generalmente se desencadena por alérgenos en el aire, como el polen y los ácaros. La rinitis es la principal causa de asma.

El tratamiento:

Receta I:

Ingredientes: 5 gotas de incienso, árbol de té, laurel, romero, eucalipto, bálsamo, menta, cardamomo y niaouli respectivamente.

Uso: agregar aceite base al medicamento y aplicarlo en Yingxiang y Dazhui.

Receta II:

Ingrediente: 2 gotas de incienso, mirra y niaouli respectivamente.

Uso: mezclar todo el aceite esencial y ponerlo en el difusor de aromaterapia, oliéndolo 2-3 mientras duerme.

Sección III Perspectivas de la aplicación de la aromaterapia de la MC del aceite esencial moderno

Hay varias compañías de aceites esenciales que producen aceite esencial de MC, debido a que el aceite esencial de MC puede reemplazar a la MC hasta cierto punto guiado por la teoría básica de la MC, el aceite esencial de MC tiene un futuro brillante en aromaterapia.

El aceite esencial de MC puede promover la medicina preventiva, que es más conveniente y fácil que la medicina tradicional. La aromaterapia de MC puede promover la siembra, las pruebas de calidad y la investigación farmacológica de la MC.

Es esencial que la construcción de los criterios de diagnóstico y el nuevo El tratamiento de la aromaterapia de la MC se guíen por la teoría básica de la MC. El aceite esencial de MC también es bueno para combatir las bacterias y disminuir la inflamación que posiblemente pueda reemplazar a los antibióticos en el futuro. La aromaterapia de MC tiene un gran potencial para generar grandes beneficios económicos y sociales.

Capítulo IV Recuperación de la aromaterapia en MC

Sección I Recuperación estacional de la aromaterapia

La MC enfatiza la correspondencia entre el cuerpo humano y el entorno natural, lo que significa que las personas deben adaptarse a la estación y al cambio climático. Es una famosa teoría de la MC que nutre el yang en primavera y verano, luego nutre el yin en otoño e invierno, lo que representa vívidamente la teoría de la correspondencia entre el cuerpo humano y el entorno natural.

Yang Chi crece en primavera y verano, luego Yang Chi se oculta en otoño e invierno. Si las personas pueden ajustar y proteger el Yang Chi a tiempo, las personas pueden prevenir enfermedades y mantenerse saludables.

En la teoría básica de la MC, las vísceras de cinco zang también tienen diferentes características fisiológicas en las cuatro estaciones, por lo que el médico de MC debe dar un El tratamiento diferente a sus pacientes en diferentes estaciones con la guía de la teoría básica de la MC.

1. Aromaterapia en primavera

El clima se vuelve cálido y los árboles comienzan a crecer en primavera. Las personas deben mantenerse relajadas y tranquilas en primavera porque el Hígado está activo en primavera, lo que está relacionado con la ansiedad en la MC.

El insomnio es una enfermedad común en primavera. El médico de MC cree que el Hígado está relacionado con el sueño y puede almacenar sangre corporal que se dañará cuando las personas tengan insomnio.

El aceite esencial de sándalo, la hierba de pachulí cablin y la lavanda pueden tratar el insomnio de manera eficaz. Elegir una almohada y un edredón cómodos, tener un horario regular y una posición correcta para dormir también es importante cuando las personas desean una experiencia de sueño perfecta. De lo contrario, la terapia con almohadas medicinales es útil para tratar el insomnio que contiene mucho aroma en MC.

2. Aromaterapia en verano

El clima se vuelve caluroso y llueve en verano. Las personas deben mantenerse activas y curiosas en verano porque el corazón, el bazo y el Estómago están activos, lo que está relacionado con la alegría y la felicidad en la MC.

El golpe de calor y la diarrea en verano son las enfermedades más comunes. Los médicos de MC creen que es la Humedad del calor del verano lo que daña fácilmente a las personas en verano porque el verano está lleno de Humedad y calor, lo que puede arruinar la función del Estómago y el bazo. Las personas suelen estar enojadas y tener diarrea fácilmente en verano. El aceite esencial de cidra de dedo puede tratar el fuego del corazón.

El aceite esencial de hinojo, cardamomo y canela puede armonizar el Estómago y secar la Humedad.

Los médicos de la MC también creen que el verano es la mejor ocasión para curar enfermedades crónicas mediante la moxibustión. La moxibustión en la época del perro puede curar eficazmente las enfermedades crónicas que suelen ocurrir en invierno.

3. Aromaterapia en otoño

El clima se vuelve fresco y seco en otoño. Los médicos de MC creen que las personas deben ajustar el clima fresco gradualmente para poder mantener la salud en el Frío invierno. La gente siempre se siente triste en otoño porque el pulmón está activo en otoño, lo que está relacionado con la tristeza en la MC. Por lo tanto, la enfermedad del sistema respiratorio es la más común en otoño. El aceite esencial de naranja dulce, incienso, capullo de magnolia biond puede mejorar la función del pulmón. Es esencial para curar las enfermedades del sistema respiratorio que estimulan el punto de acupuntura en el meridiano del pulmón mediante un masaje con aceite esencial. Comer bulbo de lirio, bulbo de fritillary de hojas de zarcillo y semillas de albaricoque amargo también puede tratar enfermedades del sistema respiratorio.

Sanjiao es un órgano especial que no tiene un órgano visceral relativo. Sanjiao es el canal esencial para el metabolismo respiratorio y de gases. Masajee el meridiano de Sanjiao con aceite esencial de cidra de dedo, la fruta de jazmín de capa puede liberar la presión.

4. Aromaterapia en invierno

El clima se vuelve muy Frío en invierno. Los médicos de MC creen que las personas deben mantenerse calientes y almacenar suficiente energía en el Frío invierno. Las personas siempre se sienten tranquilas en invierno porque los riñones están activos en invierno, lo que está relacionado con la calma en la MC.

El aceite esencial de angélica china, canela, rizoma de homalomena oscurecido puede mejorar la función del riñón. Es fundamental para mejorar la función del riñón y fortalecer la articulación que estimula el punto de acupuntura en el meridiano del riñón y articulación importante mediante masaje con aceite esencial. El meridiano de la vejiga es el meridiano regular más largo del cuerpo humano. Masajear el punto de acupuntura en el meridiano de la vejiga con aceite esencial de menta y albahaca dulce puede promover el metabolismo. Las personas deben prestar atención para proteger el corazón en invierno porque la función cardíaca se puede arruinar en climas Fríos. Mantener el calor y masajear el punto de acupuntura con aceite esencial de sándalo y cidra puede mantener el corazón sano.

Sección II El tratamiento preventivo de la enfermedad de la aromaterapia

El concepto de holismo es un reflejo del materialismo y la dialéctica chinos clásicos, enfatizando la integridad del cuerpo humano y la unidad. El El tratamiento preventivo de enfermedades es el objetivo de los médicos de la MC, y la aromaterapia de la MC tiene un trabajo eficaz en el El tratamiento preventivo de enfermedades.

La aromaterapia se basa en el uso de materiales aromáticos, incluidos los aceites esenciales y otros compuestos aromáticos, con la pretensión de mejorar el bienestar psicológico o físico. Se ofrece como una terapia complementaria o como una forma de medicina alternativa, el primer significado junto con los El tratamientos estándar, el segundo en lugar de los El tratamientos convencionales basados en la evidencia. Los aromaterapeutas que se especializan en la práctica de la aromaterapia, utilizan mezclas de aceites esenciales supuestamente terapéuticos que pueden usarse como aplicación tópica, masaje, inhalación o inmersión en agua. La aromaterapia de MC puede tratar el trastorno mental, que también puede hacer un buen trabajo para mejorar la constitución saludable y proteger las cinco vísceras zang.

1. Ajuste de emociones

El espíritu es la demostración de las actividades de la vida. Por eso se dice en Su Wen que la pérdida del espíritu causa la muerte mientras que el mantenimiento del espíritu asegura la vida. Los médicos de la MC creen que nutrir el corazón puede mantener el espíritu y la aromaterapia puede animar a las personas a que puedan proteger el corazón. También hay una cultura maravillosa de aromaterapia de MC que es popular en China.

El aceite esencial de menta, eucalipto, limón, citronela y hierba de verbena europea tiene la función de estimulación. El aceite esencial de sándalo tiene la función de sedante. El aceite esencial de tallo de perilla, limón, cebolla y ajo tiene la función de estimular el apetito, etc.

2. Rehabilitación física

El médico de aromaterapia recomendará un El tratamiento diferente a sus pacientes, porque diferentes personas tienen diferentes corporeidades corporales que dependen de la herencia y la crianza. Hay nueve tipos de corporeidad corporal que son equilibrio, deficiencia de Chi, deficiencia de yang, deficiencia de yin, síndrome de flema-Humedad, Humedad-calor, estasis sanguínea, depresión de Chi y discapacidad. Equilibrar la corporeidad corporal es típica de las personas sanas. Con la corporeidad corporal con deficiencia de Chi, las personas se sentirán cansadas y padecerán de hiperhidrosis. Con la corporeidad corporal con deficiencia de yang, la gente sentirá Frío. Con la corporeidad corporal con deficiencia de yin, las personas se sentirán calientes y secas. Con el síndrome de flema-Humedad, las personas estarán gordas. Con la Humedad-calor, las personas tendrán la cara sucia. Con estasis sanguínea, las personas tendrán equimosis en la lengua. Con la depresión de Chi, las personas estarán deprimidas. Con discapacidad, las personas desarrollarán alergias fácilmente.

La corporeidad corporal es estable en un período que puede cambiar debido al cambio de hábitos de vida. Guiado por la teoría básica de la MC, el paciente puede ajustar la corporeidad corporal en equilibrio con la aromaterapia.

2.1 Deficiencia de Qi

Estimular el bazo para beneficiar los pulmones es el principio de El tratamiento para la deficiencia de Chi. El sándalo, la pimienta, el jengibre, la canela y la rosa se pueden adoptar como aceite esencial.

2.2 Deficiencia de Yin

El Yin nutritivo para reducir el fuego es el principio de El tratamiento para la deficiencia de Yin, la cidra de dedo, el limón, la canela y la rosa se pueden adoptar como aceite esencial.

2.3 Deficiencia de Yang

El principio de la deficiencia de Yang es un canal de calentamiento para disipar el resfriado y revitalizar el bazo para beneficiar al riñón. El jengibre, la hoja de ajenjo de Argy, el hinojo, la canela y la rosa se pueden adoptar como aceite esencial.

2.4 Flema húmeda

Estimular el bazo y promover la diuresis con medicamentos de sabor insípido es el principio de El tratamiento para la enfermedad de la flema húmeda. La canela, jazmín, rosa, manzanilla, pomelo, lavanda, flores aurantii y sándalo se pueden adoptar como aceite esencial.

2.5 Humedad-calor

El principio de El tratamiento para la Humedad-calor, bergamota, lavanda, árbol del té, naranja dulce, eucalipto, geranio, menta piperita, manzanilla, sándalo y clavo, es limpiar el Hígado y desinhibir la vesícula biliar, eliminar el calor y transformar la Humedad, separar la dispersión y movilizar la descarga. Se pueden adoptar aceites esenciales apropiados.

2.6 Depresión de Qi

Desbloquear el Hígado y rectificar el Chi, regular el Chi y relajar el estado de ánimo es el principio de El tratamiento para la depresión del Chi, flores aurantii, geranio, manzanilla, romero, lavanda, naranja dulce, rosa, bergamota, limón y pomelo son aceites esenciales apropiados que pueden adoptarse.

2.7 Deficiencia de sangre

Nutrir la sangre y promover la circulación sanguínea es el mejor El tratamiento para la deficiencia de sangre, naranja silvestre, pomelo, canela, incienso, geranio, sándalo, bálsamo, pimienta negra y cedro se pueden adoptar como aceite esencial para tratar la deficiencia de sangre.

2.8 Estasis de sangre

Dispersar el Hígado y rectificar el Chi, eliminar la estasis y tratar la hinchazón, regular la circulación sanguínea es el principio de El tratamiento para la estasis sanguínea, naranja dulce, rosa, bergamota, limón, pomelo, flores aurantii, geranio, manzanilla, romero, jengibre, menta, eucalipto, casia corteza y lavanda son aceites esenciales apropiados.

3. Regulación de cinco vísceras zang con aromaterapia

Es esencial para mantener la salud, nutrir y promover cinco vísceras zang que pueden trabajar juntas y mantener el cuerpo en equilibrio. Los objetivos de todos los El tratamientos de MC son promover cinco vísceras zang y mantener todo el cuerpo en equilibrio.

3.1 Hígado

El Hígado se encuentra en la región hipocondríaca derecha debajo del diafragma en la parte superior del abdomen. Las principales funciones fisiológicas del Hígado son almacenar sangre, gobernar el libre flujo de Chi, controlar el transporte, la dispersión, los tendones y abrir los ojos. El Hígado no solo almacena la sangre, sino que también regula el volumen de sangre en circulación. Por esta razón, el Hígado está estrechamente relacionado con todas las actividades de las vísceras y los tejidos. Por tanto, la deficiencia de sangre en el Hígado puede provocar síntomas como visión borrosa, espasmos y convulsiones de los tendones y músculos, entumecimiento de las cuatro extremidades y oligomenorrea o incluso amenorrea en las mujeres. El Hígado está estrechamente relacionado con las actividades emocionales. Es por eso, que la disfunción del Hígado suele ir acompañada de cambios emocionales como depresión mental o excitación.

Naranja dulce, rosa, herba angelicae, bergamota, limón, ciprés, pomelo, flores aurantii, incienso, salvia sclarea, geranio, enebro, aceite de semilla de zanahoria, tomillo blanco, manzanilla, romero, mejorana y naranja silvestre son aceites esenciales apropiados para regular Hígado.

3.2 Corazón

El corazón es la residencia del espíritu. El espíritu es una concepción importante en la MC. En un sentido amplio, el espíritu se refiere a las manifestaciones externas de las actividades de la vida: en un sentido estricto, se refiere a las actividades mentales, incluida la conciencia y el pensamiento espirituales, etc. La teoría de los órganos zangfu sostiene que el pensamiento está relacionado con las funciones fisiológicas del corazón. Por esa razón, la conciencia del espíritu, el pensamiento y la memoria están todos relacionados con la función del corazón de almacenar el espíritu. La sangre, que está controlada, dominada y regulada por el corazón, es la base material principal de las actividades mentales. Entonces, la función fisiológica normal del corazón para controlar el espíritu asegurará la vitalidad completa y la función fisiológica del corazón en el almacenamiento del espíritu traerá síntomas tales como insomnio, ensoñación, distracción e incluso delirio; o reacción lenta, amnesia, desánimo e incluso coma. El corazón se abre a la lengua. Cuando las funciones del corazón son normales.

Hay varios consejos para la protección del corazón, como mantener la paz, reducir el deseo y aliviar la depresión.

Benjuí, citron, naranja amarga, sándalo, flores aurantii, rosa, incienso, mirra, ciprés, geranio y aceite de árbol de té son aceites esenciales apropiados que se pueden aplicar para recuperar el corazón.

3.3 Bazo

El bazo está ubicado en el jiao medio y debajo del diafragma. Su meridiano se conecta con el Estómago. Las principales funciones fisiológicas del bazo son gobernar el transporte y la transformación, controlar la sangre y dominar los músculos y las extremidades, abrirse en la boca y asociarse con el pensamiento en las emociones y la saliva es su secreción.

Los aceites esenciales apropiados para la recuperación del bazo son: canela, jazmín, rosa, aceite de semilla de zanahoria, manzanilla, pomelo, lavanda, pogostemon cablin, incienso, flores aurantii, sándalo, ciprés. Podemos aplicar el aceite esencial anterior a Pishu, Quchi, Zusanli, Yinlingquan, Fenglong para nutrir el bazo, eliminar el calor y eliminar la Humedad.

3.4 Pulmón

El pulmón, que incluye dos lóbulos a la izquierda y a la derecha, está situado en el tórax, se comunica con la garganta y se abre hacia la nariz. El pulmón se compara con el dosel debido a la posición más alta entre todas las vísceras. Las principales funciones fisiológicas del pulmón son dominar el Chi y controlar la respiración, gobernar el ascenso, la dispersión, la purificación y el descenso, así como regular el paso del agua. El pulmón está relacionado con el dolor en las emociones y la piel y el cabello en el exterior. El pulmón se abre hacia la nariz.

Hay varios consejos para la protección pulmonar, como mantenerse relajado, evitar la etiología y permanecer callado. Los aceites esenciales adecuados para la recuperación pulmonar son: jengibre, herba angelicae, menta piperita, eucalipto, canela, pimienta negra, foeniculum, naranja dulce, bergamota, sándalo, esclarea, tomillo, mejorana, lavanda y romero.

3.5 Riñón

El riñón está situado a ambos lados de las lumbares. Las principales funciones del riñón son almacenar esencia, controlar el crecimiento, el desarrollo y la reproducción, gobernar el agua, recibir Chi y abrir los oídos, el ano y la uretra. El riñón también domina los huesos y fabrica la médula. El meridiano del riñón se conecta con la vejiga, con la que se relaciona interna y externamente.

Eucalipto, canela, foenículo, salvia, geranio, enebro, aceite de semilla de zanahoria, mejorana, manzanilla, romero y herba angelicae son aceites esenciales apropiados para la recuperación renal.

Sección III Tabúes en aromaterapia

La aromaterapia debe respetar el principio de diferenciación del paciente y no puede reemplazar la medicina durante el El tratamiento. Mientras tanto, aquí hay algunos tabúes que deben tenerse en cuenta en la aromaterapia:

1. Se prohíbe a las mujeres embarazadas usar almizcle, borneol y wildginger, que tienen una fuerte movilidad y penetración, y los niños deben adoptar medicamentos o preparaciones aromáticas suaves.

2. El paciente que sufre de alergia al polen o al aroma de la medicina debe usarlo con precaución. Cuando el paciente tiene síntomas de

mancha y asma, la aromaterapia debe suspenderse inmediatamente, en pacientes con asma no es aconsejable la inhalación de vapor.

3. Se debe tener en cuenta la enfermedad de fondo al aplicar aromaterapia, para evitar el deterioro de la enfermedad o la contraindicación con los medicamentos a largo plazo.

4. Cuando haga una bolsa de incienso, una almohada y una botella, se recomienda encarecidamente que no mezcle demasiadas flores, árboles o medicinas, y debe reemplazarse oportunamente.

Bibliografía

[1] Zheng Hongxin. Teoría básica de la MC [M]. Beijing: Prensa China de MC, 2018.

[2] Wu Mianhua. Medicina interna de la MC [M]. Beijing: Prensa China de MC, 2018.

[3] Ma Lieguang, Jiang Lisheng. Mantenimiento de la salud de la MC [M]. Beijing: China Press of Traditional Chinese Medicine, 2016.

[4] Yang Ming. Aromaterapia de la MC [M]. Beijing: Prensa China de MC, 2018.

[5] Zhao Yi, Lu Ping, Yao Lei. Práctica del Masaje de Aromaterapia [M]. Beijing: Prensa China de MC, 2019.

[6] Fan Xinrong, Li Qingqing. Manual de aromaterapia Four Seasons [M]. Beijing: Editorial de Libros Antiguos de MC, 2014.

[7] Shen Lisha, Li Jialing. Enciclopedia de aromaterapia en la MC [M]. Taipei: Destacado grupo editorial cultural. Excelente cultura, 2019.

[8] Shen Lisha. 24 términos solares. Un libro sobre la curación de la aromaterapia de meridianos [M]. Xinbei: Dashulin Press, 2019.

[9] Wen Youjun. Libro empírico de aromaterapia [M]. Beijing: CITIC Press, 2016.